대상사랑과 현실

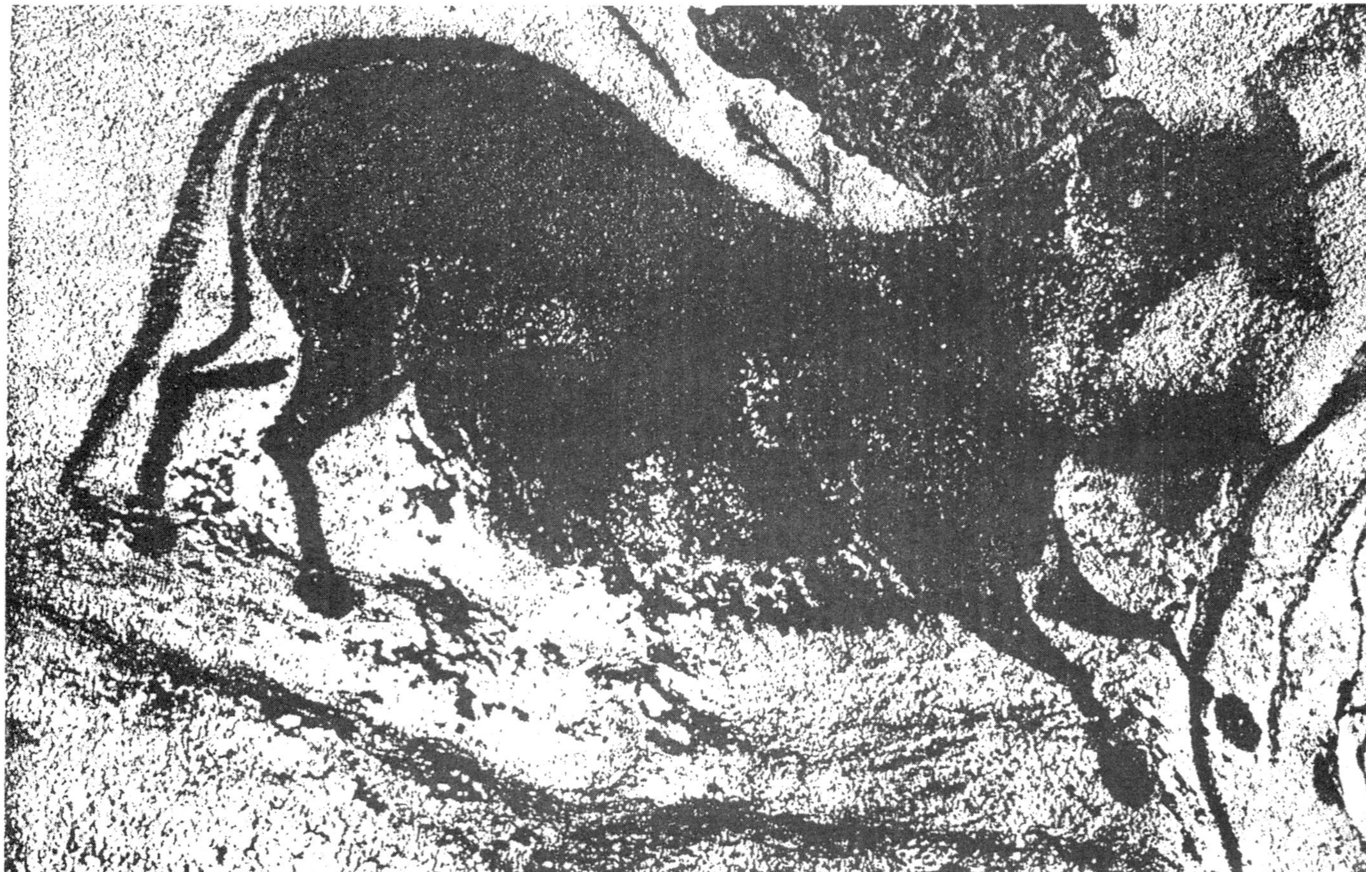

동굴벽화 – 라스코(Lascaux)의 엑셀 박물관(Axial Gallery) 소장

대상사랑과 현실

– 정신분석적 대상관계 이론 소개 –

Arnold H. Modell 저

김동민 · 박현진 · 조영미 옮김

圖書出版 하나醫學社

Object Love and Reality

An introduction to a psychoanalytic theory of object relations
by Arnold H. Modell

"새에겐 둥지가 있고, 거미에겐 거미줄이 있듯,
사람에겐 우정이 있다."

윌리엄 블레이크

목차

역자 서문

이 책을 처음 접하게 된 계기는 역자(김동민)가 박사과정 재학 중 실습(practicum)을 담당하셨던 교수님으로부터 소개를 받게 되면서부터이다. 당시 그 교수님은 아놀드 모델(Arnold Modell)의 [Object Love and Reality]만큼 대상관계 이론에 대해 잘 설명한 책을 보지 못했다는 말씀을 하셨고, 역자는 수업 종료 후 바로 책을 주문하였다. 그러나 처음 마음과는 달리 당시에는 이 책을 꼼꼼하게 읽어 볼 여유를 갖지 못하였다. 아쉬운 마음을 숙제처럼 안고 있다가 2006년 이 책을 중심으로 역자들은 공부하는 모임을 꾸렸다. 그러나 이 모임은 각자의 개인사정으로 지속되지 못했다. 그러다가 2013년 이 책을 다시 보게 되었고, 한두 장을 먼저 번역해 보면서 전에 깨닫지 못했던 내용의 깊이를 알게 되었다. 먼저 첫 몇 장은 내용의 이해를 위해 메모에 가까운 작업으로 시작하였고, 어느 정도 내용 이해가 진행되면서부터는 이 책을 번역하여 출간하고 싶은 욕심이 생기게 되었다. 본격적으로 번역 작업을 다시 시작하였고, 그 결과 2014년 4월 초벌 번역이 완료되었다. 하지만 출간된 지 오래된 책이라 저작권 문제를 해결할 방도를 찾아야 했고, 바쁜 틈틈이 손보는 작업을 이어오느라 진행이 많이 늦어졌다. 여러 우여곡절 끝에 마침내 [대상사랑과 현실(Object Love and Reality)]의 한국어판 출간을 앞두게 되어 매우 기쁘다.

대상관계는 사랑에 관한 이론이다. 저자 모델(Modell)은 프로이트(Freud)의 저서들 내에 대상관계에 관한, 겉으로 드러나지 않은 잠재적인 이론이 있다고 주장한다. 이 책 [대상사랑과 현실]에서 모델은 정신분석 이론을 철저히 분석해, 과거 정신분석 이론 개념에서는 충분히 표현해 내지 못했던 대상관계, 즉 사랑관계의 개념을 수면 위에 드러내는 데 완벽히 성공했다.

사람들은 끊임없이 사랑하는 대상을 이야기한다. 그 대상이 부모든, 연인이든, 친구든 말이다. 실로 사랑하는 대상을 상실할지 모른다는 불안은 평생 인간을 괴롭히는 괴로운 감정일 것이다. 하지만 자기와 대상을 구분하고 서로 다름을 받아들이는 과정 또한 고통스러운 과정이다.

역자들은 이 책을 번역하는 동안 많은 "사랑스런 내담자"들을 떠올렸다. A는 부모에게 충분히 사랑받지 못한 탓에 성인이 되어서도 사랑을 갈구했다. 친구들의 사랑을 받고자 A는 아무리 버거워도 친구들의 말을 다 들어주었다. 하지만 친구들은 A의 도움이 필요할 때 그의 곁을 늘 지켜주지는 못했다. A는 배신감을 느꼈다. 아무도 믿을 수 없었고 죽고 싶은 충동을 느꼈으며 세상으로부터 숨어버렸다. 상담이 진행되면서 (짐작컨대 상담자가 충분히 좋은 대상이 되어 준 덕에) A는 상대방의 한계를 받아들이는 것이 자신을 위한 일임을 깨닫게 되었다. 상대방은 나를 위한 사람이 아니라 그저 다른 사람임을 알게 되었으며, 그래서 그들이 항상 나와 함께하지 못할 때도 있음을 받아들이게 되었다. 깨달음의 과정에는 분명 아픈 상실감이 있었지만, 충분히 견딜 만한 가치가 있는 과정이었다. A는 스스로 일어섰고 자신의 꿈을 당당하게 말할 수 있었고 조금씩 세상 밖으로 나아가기 시작했다. 지금도 A는 여전히 사랑을 원한다. 하지만 사람들을 현실적으로 사랑하는 능력을 갖추게 되었고, 덕분에 전보다 더 안정되고 지속적인 사랑을 느끼며 살아가고 있다.

조금만 세심히 스스로를 관찰한다면 우리 모두가 A와 비슷한 경험을 해 봤다는 것을 알아차릴 수 있다. 모델은 이 책에서 생애초기에 대상을 통제하고자 하는 전지전능 소망은 성숙한 사랑관계 능력의 발달로 극복된다고 말한다. 잃어버린 대상을 상징적으로 창조하고 보유해내는 힘이 한계를 인식하면서도 안정적인 현실을 맞이할 수 있도록 우리를 준비시킨다. A가 그랬듯, 이 과정을 거치는 동안 우리는 성숙한 사랑, 즉 현실적으로 타인을 사랑할 수 있게 된다. 현실적으로 타인을 사랑하는 능력은 환경으로부터 좋은 것을 받아들일 수 있는 능력이고, 경험으로부터 배울 수 있는 능력이며, 결국 자율적인 개인으로 성장할 수 있는 능력이라고 모델은 말한다.

[대상사랑과 현실]은 1968년에 출간된 고전이다. 하지만 현대를 살아가는 우리들의 생동감 있는 마음의 현실을 여실히 담고 있다. 역자의 옛 스승님이 말씀하셨듯이 대상관계 이론을 이보다 더 잘 설명할 수 없는 [대상사랑과 현실]을 독자들과 함께할 수 있다는 사실에 가슴 벅차다. 마지막으로 이 책의 가치를 알고 출간에 이르기까지 지원을 아끼지 않으신 하나의학사 소정영 사장님과 직원 분들께 깊이 감사드린다.

2018. 1. 흑석과 신촌에서

공동 역자 김동민, 박현진, 조영미

감사의 글

이 원고를 꼼꼼히 읽고 비평해 준 나의 친구들과 동료들께 감사드린다. 그들의 제언은 너무나 소중했다. 특히 David Beres 박사와 MIT 공대의 Irving Singer 철학과 조교수께 감사드리고 싶다. 또한 끊임없이 격려를 보내 준 Ives Hendrick 박사, 그리고 이 책에 제시한 많은 관점들에 대해 논의하고 그 의미를 밝혀내기까지 함께 해 준 Beth Israel 병원 정신의학과 Grete Bibring 명예교수와 Beth Israel 병원 동료들께 고마움을 전하고 싶다.

원고 준비를 시작할 수 있도록 아낌없는 지지를 보내 준 Beth Israel 병원 정신의학과 팀과 전 정신의학과장 John Vorenberg 박사께도 감사하는 마음이다. 초벌 원고를 타이핑해 주고 날카로운 관점으로 편집을 도와 준 Mrs. Penelope Wells와 책의 최종본을 준비해 준 Mrs. Miriam Winkeller는 나에게 정말 소중한 분들이다.

Martin Buber의 [나와 당신(I and Thou)]를 인용할 수 있도록 허락해 준 Charles Scribner's Sons 출판사와, Ernst Cassirer의 [상징적 형태의 철학(The Philosophy of Symbolic Forms)]의 인용을 허락해 준 예일대학 출판부에도 신세를 많이 지었다.

책의 권두 삽화는 동굴벽화이다. 원본은 라스코(Lascaux)의 엑셀 박물관(Axial Gallery)에 소장되어 있다.

서 문

대상관계, 즉 사랑관계에 관한 이론은 넓은 의미에서 정신분석가의 일상적인 작업에 가장 가까운 경험 영역을 가리킨다. 그러나 정신분석은 대상관계에 관한 만족할 만한 이론을 갖고 있지 못하다. 그런 이론이 부재한 이유는 부분적으로 프로이트가 그런 이론을 제공하지 않았다는 단순한 사실에 귀인될 수 있을 것이다. 프로이트의 1914년 논문인 [자기애에 대하여: 입문(On Narcissism: An Introduction)]은 정신분열 현상에 그 관찰의 뿌리를 두고 있는데, 현대의 우리는 그의 논의가 일방적이며 부분적으로 오류라는 것을 알고 있다. 프로이트가 기술했던 바와 같이, 사랑하던 대상과 환경으로부터 관심을 거의 완전히 철회하는 일은 특정한 경우에만 발생한다. 대부분의 경우 정신분열 환자는 성격상, 매우 원시적이지만 대상에 관한 관심을 유지할 수 있다. 정신분열 환자가 전이를 형성할 수 없다고 주장하는 분석가는 오늘날 거의 없다.

정신분열에 대한 정신분석적 치료가 아주 전문화된 재탐색 활동이라 하더라도, 소위 경계선 상태에 대한 치료는 정신분석의 외연 확장으로 인해 매우 일반화되었다. 대부분의 분석가들이 이런 환자를 치료해 오고 있으며, 전이관계의 속성에 관한 심층적인 문헌도 존재하고 있다. 그러나 대상관계에 대한 통합된 이론이 부재하여 분석가들이 공통된 개념적 언어를 공유하지 못하고 있다. 이로 인해 분석가들 간 임상적으로는 일치를 보고 있는 영역이 발전을 못하고 있다. 이론과 임상 경험 간의 간극 때문에 페어번(Fairbairn)과 같은 분석가는 프로이트의 정신분석 이론을 근본적으로 수정할 것을 제안하기도 하였다. 나는 페어번의 이론에 감탄하긴 하지만 그렇다고 그의 이론을 받아들이지는 못하겠다. 왜냐하면 그가 우리에게 프로이트냐 아니면 페어번이냐를 선택하도록 강요하고 있기 때문이다. 또한 페어번이 제공하는 것이 프로이트를 포기함으로써 잃어야 하는 것을 대체하지 못하기 때문이다. 과학은 보수적인 성격을 갖는다. 과학은 새로운 것이 훨씬 더 좋다는 증거를 제시하지 않는 한, 이전 이론을 포기하지 않는다. 프로이트(1914) 이론의 한계에도 불구하고, 프로이트 업적 내에 임상경험과 보다 일치하는 대상관계에 관한 잠재 이론이 존재한다는 것을 나는 보여주고 싶다.

나는 많은 현대의 분석가들 덕택에 대상관계에 관한 단일 이론 수립에 필요한 토대가 마련되었다고 믿는다. 임시대상과 엄마의 "안아주는 환경"에 대한 위니컷(Winnicott)의 기술, 환경에 대한 자아의 자율적 관계에 관한 하트만(Hartmann)의 이론, 정체성 장애에 관한 제이콥슨(Jacobson)과 에릭슨(Erikson)의 연구, 그리고 초기 자아 동일시에 대한 핸드릭(Hendrick)의 공헌 등이 대상관계에 관한 단일 정신분석 이론의 개요를 스케치하는 데 도움을 주었다.

이 책은 자기애에 관한 프로이트의 이론을 경계선 및 정신분열 환자에 대한 최근의 임상적 지식에 더 부합되게 통합하려는 시도라 할 수 있다.

이 책의 마지막 부분에서 나는 대상사랑에 있어, 전향적인 그리고 퇴행적인 변화를 개념화할 수 있게 해 주는 하나의 도식을 제안하였다.

나는 이 도식을 구성하기 위해 지형 메타포와 구조 메타포 모두를 사용하는 것이 필수적이라는 것을 깨달았다. 프로이트가 지형이론을 대체하기 위해 구조이론을 의도했건 그렇지 않건, 지형이론이 필요불가결 하다는 것을 발견하였다.

1장

도입: 정신분석과 대상관계 이론

쿤(Kuhn, 1962)의 최근 작업은 과학의 발달에서 이론이 관찰에 미치는 영향을 잘 보여주고 있다. 과학 전반에 대해 그가 기술했던 사항은 정신분석학에 특별히 더 잘 맞아들어간다. 쿤에 따르면, 과학을 철학이나 종교와 같은 다른 지적 전통을 지닌 인문학과 구분짓는 것은, 진보했음을 의미한다. 과학에서 진보란 꾸준한 움직임이 아니라 불연속적인 속성을 갖는다. 사실, 많은 과학적 업적을 이룩하게 하는 힘은 어떤 한 학문의 현상과 그 이론 사이의 항상적인 불일치라 할 수 있다. 이론과 관찰 사이의 일치성은 늘 불완전 하다. 그러나 그럼에도 불구하고 그 일치성이 충분히 좋으면 현재 인정되고 있는 이론의 틀 내에서 문제를 해결하려는 시도라 할 수 있는, 즉 쿤이 정상과학이라 불렀던 위치로 올라간다. 이론과 관찰 사이의 일치성이 좋지 않은 것으로 알려지면 과학자는 상당한 정도의 불확실성과 의문을 경험한다. 그는 자신의 학문 분야의 미래에 대해 우려하기 시작한다. 이러한 상태는 더 나은 일치성을 보이는 새로운 이론의 형성으로 해결된다. 그리고 다시 새로운 싸이클이 시작된다. 만약 이런 각각의 새로운 개념화가 제시될 때, 이전의 개념화 내에 적절한 개념적 언어가 부재하면 이전의 사실들은 포기된다.

프로이트 사상의 진보는 어느 정도까지 쿤이 제시한 패턴과 유사하다. 프로이트의 가장 초기 이론들(지형적이라고 기술되는)은 그의 임상적 주목을 끌었던 현상, 즉 억압과 증상 형성을 설명하기 위해 설계되었다. 그는 일차적으로 의식의 상태를 구분하기 위해서 한 가지 마음의 모델을 구성하였던 것이다. 경험이 깊어지고 신경증 증상의 고집스러운 측면을 더 잘 이해하게 되면서, 프로이트는 의식 대 무의식이라는 속성이 본질적인 이슈가 아니라는 것을 생각하지 않을 수 없었다. 그 이전에 프로이트는 의식적인 것과 무의식적인 것이 서로 분리된 별개의 정신 체계에 의해 결정된다고 믿었다. 그는 억압의 힘과 무의식 체계를 서로 반대되는 것으로 간주하였다. 프로이트가 정신분석 이론을 구조이론으로 수정하여 기술하게 된 계기는 바로 프로이트가 무의식적 죄의식의 중요성을 인식하게 된 때문이었다고 주장되고 있다(Gill, 1963; Arlow and Brenner, 1964). 이러한 수정은 억압의 힘 그 자체가 무의식적이 될 수 있다는 점을 인정하는 것이다. 자아, 초자아, 그리고 원초아라는 새로운 메타포가 도입되었다. 억압의 기능이 초자아에게(자아에서 분화된 것으로) 부여되었는데, 이 기능이 최소한 부분적으로라도 무의식적인 것으로 남아있게 되었다.

자아 심리학에 대한 이론적 관심과 함께 이에 상응하는 정신분석 실제에 있어서의 변화도 있었다. 즉 증상형성 기제에 대한 관심이 사라지고, 이제는 성격의 분석이 정신분석적 처치의 주된 목적이 되었다. 잘 알려진 바와 같이 기법에 있어서의 변화도 있었는데, 이는 정신분석의 장기화 및 무의식적 자아 방어기제에 집착하는 결과를 낳게 되었다. (안나 프로이트(Anna Freud)의 [자아와 방어기제(*The Ego and the Mechanisms of Defense*)](1936)는 이 시기에 이루어진 발전이다.)

정신분석 발달의 이 국면에서 이론과 실제 사이의 관계는 (쿤의 용어로) 비교적 좋은 일치도를 보인다. 이 시기의 정신분석은 상대적인 낙관성으로 특징지어지는데, 쿤이 정상과학의 활동이라고 기술했던 것에 해당한다.

정신분석학은 이제 새로운 시기에 들어섰다. 여기서 관찰과 이론 사이의 관계는 한층 악화된 일치도를 보여준다. “정신분석 범위의 확장(Stone, 1954)”으로 기술되어 온, 임상 경험에 있어서의 변화가 다시 나타나고 있다. 정신분석을 경험하고 있는 환자의 속성에도 변화가 나타나고 있다. 이제 분석가들은 20~30년 전이라면 적당한 사례로 간주하지 않았을 환자, 즉 경계선 정신증 환자, 자아 왜곡 또는 손상 사례, 또는 심한 자기애 신경증 사례로 기술되는 환자를 치료하고 있다. “고전적인 히스테리 환자”는 이제 드물다. 나는 이런 환자를 치료하는 분석가들 사이에 임상적으로 관찰된 사실 자체에 대해서는 의견의 일치가 있다고 믿는다. 그러나 개념적 언어에 있어서는 큰 차이가 있다. 이론과 관찰 사이의 이런 간극은 점점 커져가고 있으며, 정신분석 이론의 특정 측면의 가치에 관한 불확실감에도(이런 불확실성이 늘 공개적으로 인정되는 것은 아니다) 기여하였다고 믿는다.

현재 인정받는 이론이 부재한 상황은 즉각적으로 범주, 즉 질병분류에 관한 논란을 낳았다. 좀 더 장애가 심한 사람들이 신경증 범주에 속하는지, 아니면 정신증 범주에 속하는지에 대한 불확실성이 있다. 신경증과 정신증 개념 둘 다를 포기해야 한다는 제안이 제기되고 있기도 하다(Menninger et al., 1963).[1)]

개념적 언어와 관찰 사이의 이런 간극은 대상관계에 관한 만족스러운 이론이 없다는 데 기인한다. 정신분석 이론의 가치에 관한 불안감 또는 불확실감은, 임상실제에서 대상관계에 대한 이론을 필요로 하는 분석가들 사이에서 가장 두드러진다. 여기서 분석가란 외부 세상에 대한 적응에 근본적인 문제를 가지고 있거나 사랑관계를 형성하는 능력에 근본적인 장애를 가지고 있는 사람을 치료하는 사람을 지칭한다.

정신분석 이론을 대치하거나 수정하려는 최근 많은 시도가 경계선 및 정신증 환자의 치료에 전문성을 가진 임상가에 의해 이루어진 것은 바로 이런 이유 때문이다. 미국에서는 해리 스택 설리번(Harry Stack Sullivan)이 널리 믿어지고 있는 하나의 강력한 관점을 제시하였다. 이 관점에서는 정신증 형성에 있어서 부적절한 의사소통(일대일의 대인관계 장(field)에서)의 중요성이 강조된다(Sullivan, 1953). 그러나 이런 관점을 정신분석 이론을 대치한 것이라 보기는 어렵다. 영국에서는 분열성(Schizoid) 장애를 가지고 있는 환자의 치료에 많은 경험을 갖고 있던 정신분석가 페어번이 정신분석 이론에 대한 근본적인 재공식화를 제안하였다. 그 견해의 개요가 그의 사망 직전인 1963년에 출판되었다. 페어번이 가한 근본적인 수정은 프로이트의 본능이론을 "리비도는

1) 이 점에 대해 내 자신의 견해를 명확히 하고 싶다. 나는 이런 환자 집단을 나의 관찰에 기반하여 경계선이라고 기술하였다. 나는 이들의 전이 사랑의 속성 때문에 이 집단을 신경증이라기보다는 정신증 집단이라고 간주한다. 이후의 장들에서 그 이유가 더욱 명백히 드러나길 희망한다. 이들이 형성하는 전이관계에서는 외부 실재와 내부의 구별이 없다. 즉, 간단히 얘기하면 현실검증에 실패한다. 여기에 대해서는 4장과 6장에서 더 자세히 논의할 것이다.

나는 경계선 환자가 정신증적 전이를 주로 나타낸다고 생각하지만 그럼에도 불구하고 다른 형태의 정신증 환자와 이 집단을 구분하였다(Modell, 1963). 앞으로 기술하겠지만(특히 7장에서) 일반적으로 정신분열 환자라고 명명되는 이 집단의 주 특징은 이들의 사랑대상과의 관계이다. 어떤 특정한 정신분열 환자와는 달리 경계선 환자의 사랑대상 및 외부 세상과의 관계는 결코 포기되지 않는다. 이들은 매우 안정성 있는 성격구조를 가지고 있어서, 기텔슨(Gitelson)의 말을 인용하자면 "스스로를 대상에 이르게(put themselves in the way of objects)" 할 수 있다.

나는 경계선에 대한 이런 정의가 나이트(Knight)의 정의와 다르다는 것을 인정한다. 나이트(1954)는 경계선이란 용어를 초기 또는 이제 시작되는 정신분열증을 지칭하는 데 사용하였다.

자아의 기능이고 자아는 근본적으로 대상을 추구한다."는 말로 대치하는 것이였다. 페어번의 이론은 프로이트 이론을 보완하려는 것이라기보다는 대치하려는 것이었다. 프로이트 이론에 대한 하나의 대안으로서 페어번의 이론은 소수의 지지자만을 확보할 수 있었다. 그러나 나를 포함한 많은 정신분석가들은 분열성 환자에 대한 그의 이해로부터 많은 것을 얻을 수 있었다. 멜리니 클라인(Melanie Klein)은 자신의 이론에서 대상관계는 출생 직후 수립된다는 견해를 제안했는데, 정신증 환자의 치료에 전문성을 가진 분석가(예를 들면, 로젠펠트(Rosenfeld)와 비욘(Bion))들로부터 가장 견고한 지지를 받았다.

대상관계에 대한 정신분석 이론의 부적절성은 부분적으로 정신증 환자에 대한 프로이트의 제한된 경험에서 기인할지 모른다. 이런 제한 때문에 이제는 그렇지 않다는 것이 알려진 몇몇 견해를 제안하였을 것이다. 한 예로 프로이트는 정신분열 환자는 전이를 형성할 수 없다고 기술하였는데, 이는 사실이 아니다. 다른 경우에는 프로이트의 견해가 틀린 것이라기보다는 불완전했다고 보여지는데, 어쨌든 이 견해는 대상관계에 대한 정신분석 이론에 더욱 큰 의미를 부여한다. 프로이트는 정신분열에 있어서 근본적인 과정은 사랑대상과 외부 세상으로부터 리비도적인 관심을 철회한 것이라고 주장하였다. 정신분열에 있어서 사랑 대상으로부터의 그런 대대적인 철수는 병의 경과 중 특정 시기에 몇몇 환자에게서 발생한다. 그러나 내가 경계선 장애 사례로 기술했던 바와 유사한, 어느 정도의 성격 안정성을 가진 다른 유형의 정신증 환자도 존재한다(Modell, 1963). 이들의 경우 프로이트가 근본적이라고 기술했던 철회가 일어나지 않는다. 이들은 사랑대상과의 관계를 유지한다. 그러나 현실검증에서의 장애라는 관점에서는 정신증으로 간주되어야 한다.[2)]

정신분열 및 관련 장애의 정신병리는 특정 전문가에게만 관심의 대상이 되는 것은 아니다. 프로이트는 정신증에 대한 연구를 하다보면 우리 마음의 초기 발달에 관한 가장 깊은 수준의 통찰을 얻게 될 것이라고 믿었다. 실제로 정신분열증에 대한 연구를 통해 얻게 된 지식으로 [자기애에 대하여(*On Narcissism*)](1914)을 집필하였다. 임상 장면에서 새로운 관찰을 하게 되면 우리는 자기애에 관한 이론 그 자체를 재검토해야만 할 것이다.

경계선 장애 및 정신증 환자에 대한 정신분석적 탐구는 "정체성 장애"[3]와 같은 개념의 발달로 이어졌다. 그러나 이 개념은 아직 기본 정신분석 이론으로 충분히 탐색되지 못하였다. 프로이트가 정체성 개념에 대해 기술하지 않았기 때문이다. 이 개념은 "기본 정신분석 개념"이 아니다. 고전적 정신분석 이론을 신봉하는 글로버(Glover)는 제이콥슨(Jacobson)의 모노그래프에 대해 다음과 같은 신랄한 반응을 하였다(Glover, 1966).

> '정체성 혼돈'과 '정체성 장애'와 같은 용어는 사용되지 않으면 않을수록 더 빨리 문제가 해결된다는 견해를 가지고 있다. 이 용어는 아무런 의미도 없거나 아니면 정신분석 심리학 전체를 포괄한다...

이러한 문제에 직면했을 때 페어번과 같은 사람이 정신분석적 사고

---

2) 어떤 정신분열 환자는 대상관계를 유지한다는 사실 때문에 알로와 브레너(Arlow & Brenner, 1964)는 프로이트가 기술했던 대대적인 철회가 전혀 일어나지 않는다고 주장한다. 나는 이러한 주장에 동의할 수 없다. (보다 자세한 논의를 위해서는 6장과 7장을 보라).

3) 경계선 사례의 치료 및 에릭슨의 정체성 개념에 대한 비판적 검토에서 발전한 정체성 개념에 대한 논의는 Jacobson(1964)을 보라.

전체를 폐기하고 새로 시작하기를 원했을 것이라는 점은 이해할 만하다. 경쟁 이론은 살아남기 위해 기존 이론과 성공적으로 경쟁할 수 있어야 한다. 그러나 페어번의 이론은 이 경쟁에서 생존하지 못하였다는 것이 내 견해이다. 프로이트와 경쟁하기 위해서는 프로이트와 같은 천재성을 지닌 사람을 필요로 한다. 과학사를 살펴보면 그런 사람이 매 세대 출현하는 것은 아니라는 것을 알 수 있다. 그런 사람들은 매 세기에 드물게 출현한다. 그래서 관찰과 일치하도록 이론을 수정하기 위해서 우리는 프로이트가 혼자 한 일을 집단적으로 시도해야 할 것이다.

나는 정신분석 이론의 필수적인 변경의 방향은, 프로이트 저작물 내에서 찾아질 수 있다고 믿는다. 대상관계에 관한 겉으로 드러나지 않은 잠재적인 이론이 프로이트 안에 있다고 나는 주장한다.

그러나 이 시점에서 나는, 프로이트의 생각이 직선적인 단계로 발달해 왔다는 나의 이전 기술에서 독자들이 받았을 인상을 교정하기 위해 노력해야 한다. 프로이트의 저작을 체계적 이론으로, 즉 심리기구의 "법칙"(자연과학의 그것과 유사한)을 형성하는 고도로 숙고된 가설들의 조직체로 제시하고 싶은 사람들은 프로이트 저작에는 존재하지 않는 어떤 조직을 부과하고 있다. [꿈의 해석](1900)을 제외하면, [자기애에 대하여(*On Narcissism*)](1914), [자아와 이드(*The Ego and the Id*)](1923), [집단심리학(*Group Psychology*)](1921), 그리고 [억압, 증상, 그리고 불안(*Inhibition, Symptoms and Anxiety*)](1926)과 같은 프로이트의 주요 저작들은 완료되지 못한 것이다. 프로이트는 잘 훈련되어 있었지만, 정신분석학을 체계화한 사람으로서의 논리적 촘촘함과 질서 정연함을 갖추지는 못하였다. 이런 저작들 속에 프로이트는 이미 수립된 임상적 관찰뿐만 아니라 어렴풋하게 이해되는 소견을 제시하였다. 이런 소견은 미래에 탐색해야 할 사항을 제안하는 것으로 생각된다. 바로 이런 이유로 프로이트의 가장 초기 저작에서 미래 자아 심리학의 개요를 발견하는 것이 가능하다 할 수 있다. "지형이론" 이론에서 "구조이론"으로의 이행이 프로이트의 사고에 있어서 명확히 구분되는 변화를 나타내는 것은 아닐지 모른다. 구조 개념을 구성하는 요소들, 즉 정신분석 이론이 나아갈 방향을 전조했던 요소들은 이미 프로이트의 사고 속에 제시되어 있었다. 이러한 이유로 대상관계에 관한 정신분석 이론의 개요도 발견할 수 있다고 믿는다. 이런 개요는 프로이트의 후기 저작에서 이미 발견되고 있다.

만약 우리가 대상관계에 관한 이론을 자아가 외부 세계와 갖는 관계라는 더 큰 맥락에 위치시키면, 그런 잠재적 개요를 발견할 수 있을 것이라고 나는 믿는다. 독자들은 인간의 사랑관계와 외부 세계가 동의어가 아니라고 한다면 즉각적으로 반대할 것이다. 합리적으로 생각해 보면 물론 그 둘은 같은 것이 아니다. 그러나 마음의 초기 발달을 고려해 보면 어린 아이에게 엄마와 환경은 동일한 것이다.[4] 1913년 출판된 페렌찌(Ferenczi)의 "현실감의 발달 단계(Stages in the Development of the Sense of Reality; Ferenczi, 1913)" 이래로 대상사랑의 성장과 외부 세상으로부터의 고통 수용이 서로 분리될 수 없는 과정이라는 것이 알려져 왔다.

프로이트 전집(Vol. XIX, p. 1)의 편집자들은 1923년 이후 프로이트의 관심이 억압의 기제로부터 부인(denial)에 대한 검토로 바뀌었음에 주목하였다(원래는 disavowal(부인)로 번역되었다). 내부로부터,

4) 실(Searles, 1960)은 무생물 환경에 대한 기본적 관계성(relatedness)이 존재하며, 이는 퇴행한 정신분열 환자에게 조차도 존재한다고 주장하였다. 그러나 그는 그런 퇴행한 상태에 있는 개인이 무생물 환경과 생명체를 구분할 수 있다는 점을 보여주지는 못했다는 것이 나의 생각이다. 세상에 대한 그런 비물활론적 관점은 개인과 문화의 발달에서 더 후기에 습득된 것이라고 반론을 펼치겠다.

즉 본능으로부터 발생하는 위험에 대한 방어인 억압과는 달리, 부인은 외부 세계로부터 오는 고통에 대항하는 것이다. 이런 고통은 암묵적으로 대상상실에 기인한 것이다(남자의 경우, 거세라는 것이 추가된다). 프로이트는 이런 사고의 흐름을 [신경증과 정신증에서 현실감의 상실(*The Loss of Reality in Neurosis and Psychosis*)](1924a), [페티시즘(*Fetishism*)](1927), 그리고 미완성된 채 사후 출판된 [방어과정에서 자아의 분열(*Splitting of the Ego in the Process of Defence*)](1940b)를 통해 전개시켜갔다. 프로이트는 현실검증 능력의 발달에 있어서 대상상실의 역할을 그의 가장 중요한 저서인 [부정(*Negation*)](1925)에서 가장 직접적으로 인정하였다.

이 모노그래프의 목적은 프로이트가 발전시키기 시작한 이런 생각과 정신증 환자의 전이 사랑을 관찰하여 얻어진 더 새로운 지식을 통합하려는 것이다. 이 작업을 수행하기 위해서는 어쩔 수 없이 자기애에 대한 프로이트의 더 초기 개념을 수정할 수밖에 없다. 여기에 대한 이론적 이슈는 마지막 두 장(8장과 9장)에서 논의할 것이다. 기술적인 형용사로서의 "자기애"라는 용어는 반드시 필요하다. 왜냐하면 이 용어는 이미 우리의 일상적 언어의 한 부분이 되어버렸기 때문이다. 그러나 기본 개념으로서 자기애는 충분히 설명하기에 너무나 복잡하고 너무 많은 종류의 현상을 지칭하고 있다.[5] 기본 개념은 통일성 있는 단순성을 가지고 있어야 한다.

다음 장에서 독자들에게 제시하고자 하는 것은 경계선 장애나 정신

---

5) 예를 들면, 자기애는 정신분열적 과대망상과 같이 대상상실에 이어 리비도가 자아에 투여된 상태 및 "자기애적"이라고 명명되는 대상사랑의 더 초기 단계 모두를 지칭한다. 웰더(Waelder, 1960)는 "자기애"라는 용어가 다른 누군가를 필요로 하지 않는 사람 및 지속적인 지원을 필요로 하는 사람 모두를 기술하고 있는 점에 주목하고 유사한 주장을 하였다.

증 환자에 대한 새로운 관찰 내용이 아니다. 나의 임상적 관찰은 제이콥슨(Jacobson)과 위니컷(Winnicott)이 이미 기술했던 것과 일치한다. 대신 나는 이런 관찰 내용을 다른 측면에 초점을 두고 제시하려 한다. 나는 이런 초점의 변화가 대상관계에 관한 정신분석 이론으로 귀결되기를 희망한다.

2장

주술, 전지전능, 그리고 불안

선사시대 사고 양식과 정신분석 이론 사이에는 어떤 관계가 있을까? 사회가 무생물적인 세상을 점차적으로 수용해 가는 역사적 발달과 현실(reality)을 수용하는 개인적 발달 과정 사이에는 대응성이 있다. [토템과 터부(*Totem and Taboo*)](1913)에서 프로이트는 주술적 사고가 현대인의 내적 세계와 선사시대 사람들의 사회 제도에 공통적으로 존재하고 있음을 보여 주었다. 프로이트는 주술적 사고가 신경증 증상과 원시적인 사회적 제도에서 유사한 기능을 담당한다고 제안하였다. 이 장에서 우리는 주술적 사고가 단지 형식적인 사고의 범주가 아니라 자아가 인간 및 무생물 환경과 맺는 관계의 기본 양식이라는 점을 보여주고자 한다.

환경에 관한 우리의 기본 가정을 구성하고 있는 구분, 즉 관찰자와 관찰 대상, 주체와 객체(대상), 정신적인 것과 물질적인 것의 구분은 선사시대 인간에게는 낯선 것이었다(Frankfort et al., 1949, and

Cassirer, 1953). 무생물적인 자연에 대한 개념은 본래부터 타고난 가정이 아니라 문명의 산물이다. 즉, 현실이라는 개념과 환경이라는 개념은 주어진 것이 아니라 상당한 정도 문화적 성취의 결과이다.

인간 지성사의 최초는 물활론 시기로 지칭된다. 그러나 엄격하게 말하자면, 원시인은 생물과 무생물을 구별하지 못하기 때문에 "전물활론(preanimism)"이라는 용어를 사용하는 것이 보다 정확할 것이다. 이 말은 원시인이 자연 현상을 설명하기 위해서 인간의 특성을 무생물 세계에 부여한다는 의미가 아니다. 원시인은 단지 무생물 세계를 알지 못하였다(Frankfort et al., 1949).

구석기 시대 예술의 의미와 기능

원시사회에 대한 지식은 고고학적 기록과 현대 원시인에 대한 연구인 민족학을 통해 습득되고 있다. 호주의 원주민들과 같은, 급속도로 사라지는 현대 속의 석기 사회는 그 자체가 아주 오래되었다. 그러므로 그들의 문화제도는 원시적이라 해도 오래되고 아마도 복잡한 역사를 가지고 있을 것이다. 더군다나, 이 사람들은 우리의 직접적인 조상이 아니라, 여지껏 알려지지 않은 어떤 이유 때문에 그들의 문화적 성장이 정체되어 있는 문화적 분파이다.

우리는 고대 조상의 정신 속으로 직접 접근할 수는 없지만, 운 좋게도 보존되어 있는 석기시대의 예술기록에서 우리 사회의 초기단계들을 재구성해 보는 일을 시도할 수 있다. 크로마뇽인의 예술작품이 있는 동굴에 운 좋게 남아있는 것은 우리의 먼 조상들의 마음을 헤아려 볼 수 있는 통찰력을 제공하고 있다. 그러나 이러한 발견의 중요성은 인류학과 심리학에서는 충분하게 평가되지 못하고 있다(Read, 1965).

구석기 시대 동굴 예술은 19세기에 알려졌지만, 전문가들은 그런 기술과 미묘함 그리고 아름다움이 선사시대 사람들에 의해 창조될 수 있었다는 사실을 믿을 수 없었다. 지금까지 존재했던 그러한 예들은 일반적으로 학계에서는 완전한 사기나 비교적 최근에 만들어진 인공물로 평가 절하되었다. 20세기가 되어서야 비로소 동굴 예술이 매우 오래되었다는 것이 받아들여졌다. 방사선 탄소를 통해 연대를 추정하는 현대적인 방법에 의해, 두 곳에 있는 구석기 시대의 유물이 15,000년에서 24,000년 정도 되었다는 사실이 밝혀졌다(Graziosi, 1960).

초기 구석기 시대는 뷔름 빙하기의 마지막 팽창과 연관이 되어 있다. 동굴 예술의 시기는 유럽에서 네안데르탈인을 대체하였던 호모 사피엔스(크로마뇽인)의 출현과 일치한다. 우리가 설명할 예술을 네안데르탈인들이 아닌 호모 사피엔스가 창조했다는 사실에는 부인할 수 없는 증거가 있다. 네안데르탈인은 매장의식을 행하였다. 죽은 자들은 특정한 장소에 놓였고, 남자의 경우 종종 훌륭한 무기가 나란히 묻혔다. 하지만, 동굴 예술은 이들의 문화에 속하는 것이 아니었다. 그래서 구석기 시대 예술은 정신능력이 획기적으로 높아졌다는 증거이자 호모 사피엔스를 그 이전의 인류와 구분 짓는 지적 변이가 있었다는 증거이기도 하다. 그것은 호모 사피엔스의 적응적 우위성을 확립한 정신 능력의 획기적인 도약이었는데, 궁극적으로는 덜 지적이었던 네안데르탈인을 멸종으로 이끌었다.

이러한 예술가들의 위대한 능력은 예술 그 자체가 기록된 역사 이전부터 시작되었으며, 현재는 소실되어서 없는 보다 이전의 조야한 형태로부터 점진적으로 발전했을 것이다. 하지만, 보다 이전 형태에 대한 증거는 아직까지 발견되고 있지는 못하다.[6] 이들 크로마뇽인들은 동쪽에서 유럽으로 이주해 온 것으로 생각된다. 그러므로 구석기 시대 예술의 이전 역사는 이주경로를 따라 발견될 수도 있다. 하지만 이것은 현재로서는 추측일 뿐이다.

현재까지 구석기 시대 동굴 예술은 남부 유럽의 거의 100여 곳에서 발견되었는데, 스페인 북부와 프랑스 남서부 쪽에 집중되어 있으며 이탈리아와 시실리 지역에 산재되어 있다(Graziosi, 1960). 중요한 발견이 계속 이루어지면 우리의 지식도 계속 증가할 것이라는 합리적 예상을 하게 된다. 가장 잘 알려져 있고 섬세한 구석기 시대 예술의 예는 라스코(Lascaux) 동굴에 있는데, 1940년이 되어서야 발굴되었다.

시간적으로 어떤 특정한 시점에 이러한 예술이 등장하고, 아마도 천 년에 걸쳐 이런 예술행위가 있었다가 사라졌다는 것은 진정한 의미의 지적 혁명이 일어났다는 것을 암시한다. 그런 혁명은 약 14,000년 후 그리스에서 일어난 혁명에 비견되는데, 이 시기는 다시 중세의 암흑기로 이어졌다. 발견된 장소마다 차이는 있지만, 예술품들 사이에는 두드러진 동질성이 있는데, 이는 예술 그 자체가 사회적 제도의 표현이라는 것을 암시하고 있다. 그림은 시대적으로 암석과 동물 뿔에 새겨진 부조와도 관련이 있다. 이른바 동산미술 중에서 가장 중요한 사례는 자그마한 여성상이다. 유럽에서 광범위하게 발견되는 이러한 인물에 대한 한결같은 제작양식은, 그것이 숭배 대상이라는 추측을 뒷받침하고 있다. 그것은 소위 "비너스"라고 불리는데, 예외 없이 과장된 가슴과 성기, 그리고 엉덩이를 가진 모습으로 새겨졌기 때문이다. 여성의 몸에서 생식기관을 이렇게 과장하는 것은 생명의 근원인 대지의 여

6) 르루와 구랑(Leroi-Gourhan, 1966)은 예술이 조야한 것에서 보다 정교한 형식으로 발달해 왔다고 기술한다. 그러나 그의 주장에 대해서는 논란이 있다.

신(mother goddess)을 숭배했음을 강하게 암시하고 있다. G.레이첼 레비(G. Rachel Levy, 1963)는 석기시대 종교의 문화적 유산을 추적하여 초기 종교의 요소들이 그리스 문화로 통합되었으며, 이후 서구문명의 영속적인 부분이 되었음을 보여주었다.

이러한 구석기 시대 예술의 기능에 대해서는 수많은 설명이 있었다. 어떤 이들은 그 예술을 그저 "예술을 위한 예술", 즉 장난기 넘쳐나는 에너지와 재미로 만들어 낸 장식의 사례로 생각한다. 예를 들어, 한 작가는 동굴 예술을 호이징가(Huizinga)의 호모 루덴스(유희적 인간)라는 개념을 보여주는 사례로 해석한다. 이러한 견해는 우리에게 훨씬 더 설득력 있는 주장으로 대체되었다. 그것은 바로 동굴 예술이 장식을 위한 예술이 아니라는 것이다. 말하자면, 이 예술은 삶에 필수적인 주술-종교적 기능을 하였다는 것이다.

인간은 여전히 예측불가능한 위험한 세상에 살고 있다. 질병이나 자동차 사고로 죽을 수도 있고, 원자폭탄에 의한 파멸의 위협도 상존하고 있다. 그러나 이러한 위험은 바로 감지할 수 있는 것이 아니어서 비교적 멀리 있다고 여겨진다. 초기 인간이 직면한, 두려운 죽음의 근접성을 재구성하기 위해서는 상상력이 필요하다. 이런 그림을 창조한 이들은 거주하기 부적당한 기후에서 살았다. 당시 남부 유럽은 오늘날보다 훨씬 더 추웠다. 동굴 사자와 털 코뿔소와 같은 위험한 동물들에 맞서 자신들을 방어할 무기는 뗀석기 밖에 없었다. 하지만 더 중요한 점은 생존/번영과 죽음/멸종의 차이는 사냥의 성공여부에 의해 결정된다는 것이었다. 이 사람들은 오로지 사냥으로 먹고 살았다. 사냥감은 돌을 깨서 끝을 만든 창과 화살, 그리고 덫으로 잡았으며, 때로는 절벽의 가장자리로 몰아서 잡았다.

만약 동굴 예술이 장식적 목적으로 사용되었다면, 그 예술품은 쉽게 접근될 수 있었을 것이고 가족의 거처로 사용되던 동굴에 표현되었을 것이다. 그러나 어떠한 관찰도 이 이론을 지지하지 않는다. 우리는 동굴 예술이 원시사회가 직면한 죽음의 근접성 때문에 생겨난 종교적 기능에 기여했다는 틀림없는 결론에 이르게 된다(Rochin, 1965).

그 그림은 대부분 깊고 어두운 석회암 동굴의 안식처에서 발견된다. 그것들은 등잔불의 빛을 이용하여 만들어졌으며, 등잔의 파편들이 그 곳에서 발견되었다(Childe, 1951). 많은 그림은 동굴의 천장에 있었으며, 그것들을 제작하는 것은 굉장히 어려운 작업이었음에 틀림없다. 앞서 언급했듯이, 광활한 지역에 걸쳐 나타나는 동질적인 예술 양식과 그와 관련된 대지의 여신상은, 이러한 동굴제단이 고대 종교를 파악할 수 있는 유적이라는 사실을 암시하고 있다. 이 동굴들은 신성한 제단이자, 주술적인 의식을 행하는 성스러운 장소였다. 그림들은 거의 전적으로 동물에 관한 것이었고, 미묘하고, 생명력 넘치고, 사실적으로 묘사되었다(Read, 1965). 특징적인 자세를 취하고 있는 그 동물들은 움직이는 중에 포획된 것처럼 보이며, 대단히 정교하게 묘사되어 있어서 이제는 멸종된 종들이지만 현대 동물학자들이 정확하게 알아볼 수 있을 정도이다. 그 당시의 세상에도 오늘날만큼 많은 종들이 있었다. 하지만 그려진 동물 집단의 수는 상대적으로 적었다. 그것들은 말, 황소, 순록, 들소, 사자, 곰, 그리고 코뿔소 등이었다. 그 동물들은 두 집단을 형성한다. 식량으로 필요했던 동물들과 대단히 위험했던 동물들이 그것들이다. 하이에나, 늑대, 파충류, 물고기, 그리고 새들은 거의 그리지 않았다. 그 그림들 중에서 많은 것들은 서로 중첩되어 있다. 이는 이런 그림을 그린 사람들이 동굴 내 다른 공간이 있었음에도 불구하고 반복해서 똑같은 공간을 이용하였기 때문이다. 이러한 사실은 특정한 장소가 신성했다는 것과 복합적인 이미지들이 재생산에 관한 주술 의식과 관련된다는 것을 암시한다(Breuil and Obermaier, 1985). 두 동물이 한 장면을 구성할 때 그것들은 항상 수컷과 암컷이며, 이것은 재생산적인 주술을 암시한다(Graziosi, 1960). 어떤 장소에 그려진 동물들은 실제로 교미 중인 것으로 묘사되어 있다. 교미 중인 들소가 그려진 점토판이 발견되기도 하였다(Graziosi, 1960). 게다가 암말은 새끼를 밴 모습으로 빈번히 그려졌다.

레 트로아 프레르(Les Trois Freres)에 있는 동굴에는 '마법사(The Sorcerer)'라고 불리는 유명한 벽화가 있다. 이것은 정교하게 조각된, 성기를 노출한 남자상이다. 머리에는 두 개의 커다란 사슴뿔을 가지고 있는 것으로 보인다. 이 상은 말 꼬리 같은 커다란 꼬리를 가지고 있다. 이것은 춤을 추고 있는 듯이 보이는데, 몸을 앞으로 굽히고 다리를 구부리고 있는 자세를 취하고 있다(Graziosi, 1960). 이마와 코에 물감 흔적이 남아있는데, 이는 동물 가면을 쓰고 있는 인간의 표상이거나 아니면 신의 표상일 수도 있음을 암시한다. 이 "마법사" 앞에 더 없이 정교하게 묘사된, 마치 노아의 방주를 증명해 주는 듯한 엉키고 겹쳐진 동물 그림이 있다. 재생산적인 주술의 증거와 함께 이 장면은 이 마법사나 신이 문자 그대로 동물 종을 창조하고 있다는 믿음을 암시하고 있다. 이것은 최초의 창조 신화, 즉 지금까지 상상할 수 없었을 만큼 오래된 신화의 증거가 될 수 있다.

다른 장면에서는 셀 수 없이 많은 들소, 말, 순록 등이 무기에 몸이 찔린 모습으로 새겨지거나 그려졌다(Graziosi, 1960). 니오(Niaux)에는 들소의 윤곽 내에 물방울이 돌 위에 떨어져 만들어진 구멍들 옆에 화살이 새겨져 있었다. 구멍은 동물의 상처를 표상한 것으로 해석된다. 구석기 시대 예술가는 동굴 벽 표면의 실제 특징을 사용하는 경향이 있었다. 창조된 환경과 실제 환경, 즉 진짜 환경은 서로 충분히 교환 가능하였다. 나중에 우리는 이러한 관찰의 중요성을 논의하기 위해 되돌아 올 것이다.

많은 동물들이 동물 덫의 상징적 표상으로 해석되어 온 추상적이고 기하학적인 도안 옆에 그려져 있다. 몽테스팡(Montespan) 동굴 안에는 점토에 새겨진 말의 상이 있는데, 여기에는 창에 찔려서 난 구멍 자국들이 있다. 그래서 벽화가 그려진 많은 신성한 동굴이 의식적인 춤이 벌어진 장소였을 가능성이 있다.

동굴 벽화 안에서 생명은 창조되고 파괴되었다. 동굴 예술은 창의적인 환영으로 기능하는데, 이런 환영은 참여자에게 삶과 죽음의 근본적인 힘을 통제하고 있다는 느낌을 상징적 표상을 통해 제공한다. 전지전능의 소망에 따라 창조된 세상, 즉 상징과 대상 사이의 구분을 인정하지 않는 세상을 창조하였기 때문에 이 세상에서 상징 동물에 대한 행위는 실제 동물에게 영향을 미쳤다.[7] 이러한 수렵 사회에서 사냥감이 공급되고 또 그것을 죽일 수 있다는 것이 확실히 보장된다면 그것은 생명 그 자체를 보장하는 것이라고 할 수 있다. 우리는 이에 비견되는 의식을 몇 세기 후 농작물 재배법을 알게 되었을 때까지 추적할 수 있다. 신석기 농업 사회에서 농작물의 비옥함은 인간이 생존할 것인지, 멸망할 것인지를 결정하였고, 그래서 그 시대의 주술적인 의식은 변화하는 요구에 맞추어졌다. 강우에 의존하는 지역에서 종교적 신념은 비를 만

7) 이것이 동굴 예술에 대한 가능한 해석의 전부라고 주장할 의도는 없다. 우리가 가진 증거는 너무나 단편적이어서 그렇게 주장하기 어렵기 때문이다. 최근의 몇몇 연구는 추가적인 의미를 제시한다. 르루와 구랑(Leroi-Gourhan, 1966)은 동물의 짝짓기(pairing) 및 이들 동물을 동굴의 특정 부분에 위치시키는 것이 상징적 의미를 지닌다고 제안한다. 말은 남성성을 상징하고 사슴은 여성성을 상징한다고 그는 믿는다. 또한 그는 그 그림이 공감적으로 사냥 주술을 지원한다는(우리가 지금까지 따랐던) 설명에 비해 보다 정교하고 복잡한 상징화에 사용된다는 의견을 가지고 있다. 르루와 구랑의 해석에 논란의 여지가 있다고 해도, 심지어 성 요소가 상징화된다는 그의 신념이 옳다고 해도, 상징적 창조가 실제 세상에 영향을 미치도록 의도된 것이었다는 결론을 여전히 내릴 수 있다. 한 가지 가능한 해석은 수컷과 암컷 요소를 병존시키는 것이 계속적인 생명 재생을 보장하도록 의도되었다는 것이다.

드는 하늘 쪽으로 초점을 맞추었다. 관개에 의존하는 다른 지역에서 주술적 의식은 태양이 뜨고 지는 것과 같은 순환적 현상의 계속성을 보장하려는 것이었다. 이에 대해 더 깊이 추적하지는 않을 것이다. 단지 환경으로부터의 위험이 변할지라도 무력감을 다루는 주술적인 방법은 여전히 동일하게 남아있다는 점을 보여주고 싶을 뿐이다.

모든 수렵 사회들의 기본적인 요구는 유사하다. 생명의 계속성을 보장하기 위해 필요한 사냥감을 죽이는 것, 위험한 종을 파괴하는 것, 죽임을 당한 것의 재탄생을 보장하는 것이 그것이다. 프로이트가 [토템과 터부]에서 밝힌 것처럼 원시인과 환경과의 관계는 근본적으로 양면성을 지닌다. 환경은 죽음과 창조의 순환을 제공한다. 파괴된 것에 대해서는 보상이 이루어져야 한다. 프레이저(Frazer)는 "원시인이 동물 희생양에게 자신이 행한 잘못을 보상하려는" 방식에 대해 언급한다. 프레이저는 동물에 대한 원시적인 숭배가 두 가지 형태를 가진다는 점에 주목했다. 한편으로 동물은 숭배되고, 그래서 죽임을 당하거나 먹히지 않는다. 다른 한편으론, 동물은 죽임을 당하거나 먹히기 때문에 숭배된다(Frazer, 1890, p. 479). 따라서 토템 동물에 씌운 터부(금기)가 신성한 동물을 먹는 것까지 막지는 않았다. 그러나 보상은 반드시 이루어져야 했다. 구석기 시대 종교의 형태(즉, 토템적인 신념과 관련된 정도)가 우리의 주요 관심사는 아니다. 이전에 프로이트가 주목했던 것처럼, 원시 사회에서 제도화된 것, 즉 공적이었던 것이 현대 사회에서는 인간의 내부 세계에 생존해 있다. 한 때 공적이었던 것이 지금은 사적인 것이 되었다. 우리는 초기 인간 마음의 특성, 즉 주술적 혹은 신화적 사고 양식을 추론하기 위해 초기 문화의 구체적인 산물을 검토하였다.

신화적 사고에 대한 캐시러(Cassirer)의 개념

주술적 사고는 일반적으로 프레이저의 구분에 따라 분류된다. 프레이저는 주술적 사고를 감정이입적(sympathetic) 주술과 전염적(contagious) 주술로 구분하였다(Frazer, 1980).

> 첫째, 결과는 원인을 닮듯이 유사한 것이 유사한 것을 낳는다. 둘째, 한 때 접촉했던 것들은 그 후 계속해서 서로에게 작용한다. 전자의 원리는 유사성의 법칙으로 칭할 수 있고 후자의 원리는 접촉 또는 전염의 법칙으로 칭할 수 있다. 유사성의 법칙에 근거한 것은 동종요법적(homeopathic) 주술로 칭할 수 있다. 접촉 또는 전염의 법칙에 근거한 것은 전염적 주술로 칭할 수 있다.

기술적인 설명으로서 프레이저의 분류는 우리에게 도움이 된다. 그러나 주술적 사고의 형식적인 측면에 대한 캐시러의 기념비적인 연구는 프레이저의 감정이입적 주술과 전염적 주술의 구분을 대신하는 보다 통일성 있는 도식(schema)을 제공하였다. 주술적 사고의 본질은 환경 대상을 표상하기 위해 사용되는 상징이 그 대상을 가리키는 것이 아니라 바로 그 대상이라는 것이다. 상징과 대상은 복잡하게 얽혀 있는 분리할 수 없는 단일체라는 것이다. 상징의 형태는 구석기 예술과 같은 이미지일 수도 있고, 또는 의식적인 춤처럼 몸짓일 수도 있다. 구석기 시대 사냥꾼 그림은 말을 표상하지 않는다. 그것은 말이다(Cassirer, 1953).

> 그러나 만일 우리가 신화를 검토한다면, 실제와 이상의 분리, 즉각적인 현실 세계와 간접적인 의미 세계의 구분, 이미지와 대상의 대립이 신화 속에서는 나타나지 않는다는 것을 알게 된다. 신화 속 세상에 살고 있지 않으면서 그저 신화 속 세상을 연구만 하는 관찰자가 신화에 이러한 구분을 부여한다. 우리는 단지 "표상"으로 바라보지만 신화는 실재(real identity)이다. 단 이런 신화는 아직 근본적이고 원래적인 형식에서 벗어나 있지 않아야 한다. "이미지"는 사물을 나타내지 않는다. 이것은 사물 자체이다. 이것은 단순히 대상을 나타내는 것이 아니라 대상과 동일한 똑같은 실재성을 가진다. 그래서 그것은 사물의 직접적인 존재를 대체한다(p. 38).

캐시러(1953)는 덧붙여 언급한다.

> 그러나 이것은 단순히 반성의 과정, 즉 순수한 명상의 산물이 아니다. 인간이 실재를 영적으로 조직화하는 중심을 구성하는 것은 단순히 명상이 아니라 행위이다. 객관적 영역과 주관적 영역 간, 나의 세계와 사물의 세계 간의 분리가 바로 여기에서 일어나기 시작한다... 따라서 원래의 형식과 정확히 일치하는 신화는 그 관념의 세계가 효능(efficacy)의 세계와 밀접하게 연결될 수밖에 없다. 여기에 주술적인 세계관의 핵심이 있다. 여기에는 효능의 분위기가 충만해 있다. 주술적 세계관이란 실로 주관적인 감정과 욕동의 세계를 감각적이고 객관적인 존재로 번역하고 전치시켜 놓은 것에 지나지 않는다. 인간이 사물과 대립되는 독립적인 존재로 자신을 놓게 되는 첫 번째 에너

지는 욕망(desire)이다. 욕망을 가지고 있는 인간은 더 이상 사물의 세상과 현실을 단순히 받아들이지 않고 자신을 위해 그것들을 형성한다. 인간이 현실에 형식을 부여하는 자신의 능력을 최초이자 가장 원초적으로 의식(consciousness)한 순간이 바로 이 때다[p. 157].

신화적인 사고의 성격은 본질적으로 심리적인 문제이다. 프로이트(1913)가 [토템과 터부]에서 언급했듯이 "원시인이 자기 마음의 구조적인 상태를 외부 세계로 전치시켜 놓았다는 것을 이제 우리는 발견할 준비가 되었다(p. 91)."

아동발달과 전지전능 개념

소망은 환경과의 주술적 관계를 지배한다. 공간 속 대상들의 외견상 분리성은 주술적 사고의 창조적인 환영에 의해 부정된다. 대상의 부분들은 분리될 수 없다는 프레이저의 전염적 주술 개념, 그리고 상징과 대상이 분리될 수 없다는 캐시러의 관찰은 멀리서의 행위(action at a distance)에 대한 믿음을 드러낸다. 즉, 외관상 대상이 물리적으로 분리되어 있음에도 불구하고, 상징과 상징된 환경 속 대상 사이에 연결이 존재한다는 것이다. 구석기 시대 종교적 그림은 그것이 나타내는 대상의 상징으로 해석될 수 있지만, 크로마뇽인들에게 그것은 상징이 아니었다는 점은 의심의 여지가 없다. 그들에게 그림과 상은 실제 동물이었으며, 이들에 대한 행위는 대상에 영향을 미치는 것이었다. 주술적 사고를 통해 표현되는 소망은 "실재" 욕구에 의해 결정되었다. 그리고 이런 소망은 환경의 "실재" 위험에 대한 직접적 반응이었다. 구석기 시대 사람의 무기력 상황 혹은 이제부터 이야기하려고 하는 불안 상황에 대한 이들의 반응과, 현대 유아와 아동의 무기력 상황에 대한 반응 사이에는 놀랄 만한 유사성이 있다. 두 경우 모두 주체와 대상의 공간적 분리가 부인되는 환경을 창조하는데, 여기서는 행위가 멀리서 일어나며, 상징에 대한 행위가 대상에 영향을 줄 수 있다.

[억압, 증상 그리고 불안(*Inhibitions, Symptoms and Anxiety*)]에서 프로이트(1926)는 인간은 (다른 동물과 비교해서) "덜 완성된 상태(p. 154)"로 세상에 나오며, 그래서 외부 세계의 위험이 훨씬 더 크다는 점을 관찰하였다. 프로이트는 나아가, 이러한 미성숙한 상태의 인간은 위험에 대해 상당한 정도의 선천적이고 정형화된 반응을 보이는 동물에 비해 보호를 받지 못하지만, 대신 자신의 안전을 외부 대상에 의존한다고 기술하였다.

> 어린 아이들은 자신의 생명을 위태롭게 하는 일을 끊임없이 하고 있다. 그래서 보호해 주는 대상이 없으면 이들은 존재하기가 어렵다. 주체가 어찌할 수 없는 외상 상황에 처하면 외부 위험과 내부 위험, 실재 위험과 본능적 요구는 수렴하게 된다 [Freud(1926), p. 168].

2차 세계대전 중에, 프로이트의 딸인 안나(Anna)는 런던 폭격에 대한 아이들의 반응을 관찰하면서 아버지의 진술을 보완하였다(A. Freud and Burlingham, 1944). 아주 어린 아이들은 예상과 달리 엄마 혹은 엄마를 대신하는 누군가와 떨어지지 않는다면, 설령 그들이 반복되는 폭격에 노출된다 하더라도 정신적 충격을 받지 않는다는 점을 알게 되었다. 만일 아이들이 보호하는 대상과 분리된다면 상황은 상당히 달라진다. 게다가, 저자들은 어린 아이들은 엄마의 불안을 공유한다는 사실, 즉 엄마가 폭격을 대하면서 차분하게 있으면 아이들도 역시 그럴 것이라는 점을 알게 되었다. 아이가 가지는 엄마에 대한 원초적인 동물적 유대관계 때문에, 아이가 어리면 어릴수록 그만큼 더 엄마의 불안은 아이에게 전달될 것이다. 어린 아이에게 환경은 엄마로 좁혀지게 된다. 말하자면, 엄마가 바로 환경이라고 말할 수 있을 것이다. 엄마라는 대상을 상실할 가능성은 분리불안으로 표시된다. 프로이트는 각각의 발달단계마다 불안이 생기는 특정한 원천이 있으며, 분리불안은 가장 초기 발달단계의 특징이라고 생각했다. 이것 다음으로 거세불안과, 프로이트가 초자아 불안이라고 지칭했던 불안이 제시된다. 성인의 마음 속에서는 이러한 다른 발달 단계에 따른 불안의 내용이 응축된다. 대상의 상실은 남근의 상실과 완전히 구별되지 않으며, 초자아 불안은 죽음에 대한 두려움으로 나타날 수도 있다(Freud, 1926).

> 그래서 나는 죽음에 대한 두려움은 거세불안에 비견되는 것으로 여겨져야 하고, 자아가 대응하고 있는 상황은 보호해 주는 초자아로부터 버림받은 것(운명의 힘)이어서 이제 더 이상 자신을 둘러싼 모든 위험에 대한 보호막을 갖지 못한다는 견해를 고수하고 싶다[p. 130].[8]

원시인과 토템 동물과의 관계처럼, 아이들과 자신의 첫 번째 대상

8) 여성은 거세를 이미 종료된 것으로 믿기 때문에 무서워하지 않는다고 프로이트는 생각했다. 그래서 소녀는 상상된 남근의 상실보다는 사랑의 상실을 두려워한다고 생각했다.

과의 관계는 근본적으로 양가성이 있다. 잡아먹은 대상은 "모두 사라져 버렸다." 그래서 재창조될 필요가 있다. 프로이트는 불안은 부모대상과 실제로 떨어지는 데서 생겨나고, 무기력함은 '요구 때문에 커져가는 긴장'으로부터 생겨난다는 것을 관찰하였다. 말하자면, 부모대상에 대한 본능적 요구가 부모대상과의 관계를 위협할 정도가 되면, 이 요구는 부모대상의 상실 위험을 암시하는 것이 된다. 그러므로 분리의 위험은 자신을 보호해 주던 부모대상과의 실제 물리적 분리 위험에 국한된 것이 아니다. 분리의 위험은 아이가 부모를 향해 경험하는 근본적으로 양가적인 본능적 소망의 결과로 생겨나기도 한다. 프로이트는 무기력과 극심한 불안을 예방하기 위해 아이의 자아가 어떤 정신적 과정을 발달시킨다고 믿었다. 만약 적은 양의 불안이 경험된다면, 이런 불안은 하나의 "구조 신호" 역할을 할 수도 있다. **주술적 사고를 할 수 있는 능력이 자아와 대상 간의 분리가 제거된 환영을 만들어 냄으로써 극심한 불안의 위험을 감소시키는 것이다.**

우리가 이야기해 오고 있는 원시인과 현대 아동의 유사한 발달은 다음과 같다. 불안 신호는 방어의 동인(직접적인 원인)이 된다. 즉, 완전히 무력해지는 경험의 위험을 감소시켜 주는 주술적인, 창조된 환경이라는 관습을 이끌어 내는 동인이 된다. 그래서 문화의 발달 동인과 아동의 내적 삶의 발달 동인은 수렴되어 공통의 접합점이 발견된다. 아동의 내적 세계는 소망에 의해 지배되고, 형식적인 의미에서 보면, 캐시러의 신화적 사고 모델에 상응한다. 즉, 상징이 지시적인 의미로 사용되는 것이 아니라 지시된 대상 그 자체라는 것이다. 성인에 대한 정신분석에서 그 사람의 가능한 생애 가장 초기 수준에 이르면, 유사한 사고양식, 즉 주술적 양식 혹은 앞으로 우리가 말하게 될 전지전능 양식을 발견하게 된다. "사고의 전지전능"이라는 용어는 프로이트가 [토템과 터부]에서 소개하였다.

> 요약하자면 주술을 지배하는 원리, 즉 물활론적 사고 양식이라는 테크닉이 '사고의 전지전능'의 원리라고 할 수 있다.

프로이트에게 주술 개념과 전지전능은 동등한 것이었다.[9)]

어떤 의미에서 보면, 전지전능 또는 주술적 믿음은 인간 유아의 생물학적인 무력 상태가 다른 동물에 비해 오랜 기간 지속된다는 사실에 대한 보상이다. 유아가 환경, 즉 자신의 엄마와 갖는 근본적으로 양가적인 관계와 마찬가지로, 주술적 사고의 구조도 양가적이다. 창조하려는 요구와 죽이려는 요구, 탄생과 파멸의 순환, 사랑과 보상의 순환은 무한한 선함과 무제한적 파괴의 전지전능한 힘에 대한 아동의 믿음에서 표현되고 있다. 전지전능의 양가적인 성질은 파괴적인 악에 대한 공포와 대조되는 원시인의 만나(manna)와 금기의 개념, 황홀 경험에 대한 개념, 무한한 선과의 결합에 대한 개념에서 발견된다. 아이는 자기 또는 환경을 전지전능한 속성을 가진 것으로 경험할 수 있다(Jacobson, 1964). 이러한 정신적 삶의 국면은 내사와 투사라고 칭해지는 과정에 의해 지배된다. 그래서 전지전능의 속성을, 지금은 자기에서 그리고 다음은 환경에서 경험하면서 끊임없이 왔다갔다를 반복한다. 어떤 의미에서 보면 이런 사고 양식이 아동의 첫 환경, 즉 엄마에게 형식과 구조를 부여한다. 어떤 의미에서 보면, 앞서 안나 프로이트

9) 우리는 프로이트의 전지전능과 주술의 등식을 전적으로 받아들인다. 그러나 종교사를 공부하는 학생들에게는 이 용어가 다소 혼란스러운 것일 수 있다. 왜냐하면 어떤 종교 역사가들은 전지전능의 개념과 그것에 선행하는 주술적 사고 개념을 구별하는 경향이 있기 때문이다. 전지전능의 힘이 신에게 있다고 생각하는 것은 초월적 존재에 대한 믿음의 증거로서, 원시적인 주술과 애니미즘에 비해 보다 진보된 믿음으로 여겨졌다.

(Anna Freud)와 버링햄(Burlingham)의 연구에서 살펴보았듯이 엄마가 환경이다.

아이가 원할 때 젖이나 우윳병을 제공할 수 있다면, 이러한 행복한 수유 관계가 자신의 전지전능에 대한 아이의 믿음을 강화할 수 있다고 어떤 아동 분석가는 제안하였다(Winnicott, 1951). 바꾸어 말하면 만일 아이가 원할 때 젖이 제공된다면 그는 자기 내부에 강력하고 선한 것이 있다는 느낌을 발달시킬 수 있다. 이러한 긍정적인 전지전능에 대한 느낌, 선한 것을 자신이 소유하고 있다는 느낌은 성인의 창의성을 위해 필요한 전제조건이 될 수 있다. 반대로, 직관적인 엄마의 보살핌의 부재는 부정적 전지전능성을 강화하여 자신이 파멸의 무한한 힘을 가지고 있다는 믿음을 갖게 한다. 이런 점은 성격장애나 정신분열 장애를 가지고 있는 환자에게서 볼 수 있는데, 이들은 사랑대상이 자신의 전지전능한 파괴성 때문에 위태롭게 될 수 있다고 믿는다. 그러므로 전지전능 신념은 보편적이며 자아상의 최초 핵을 형성한다. 생애 초기 보살핌의 질은 전지전능 믿음의 긍정적이거나 부정적인 측면을 강화할 수 있다. 아이가 요구할 때 젖이나 우윳병을 주는 직관적이고 좋은 엄마는 아동의 긍정적인 전지전능에 대한 신념을 강화시킬 수 있다. 반대로 좌절시키는 엄마는 부정적인 측면을 강화시킬 수 있다.

유아의 게임

어린 아이 혹은 유아의 엄마가 아무리 능숙하고 직관력이 뛰어나도 언제나 아이의 욕구를 충족시켜 줄 것이라 기대할 수는 없다. 아이의 바람은 끝이 없다. 불안과 극도의 무기력 위험을 유발시키는 환경과의 이런 갈등은 (부분적으로) 주술적 사고를 통해 회피된다. 프로이트는 18개월 된 아이에 대한 다음의 관찰에서 그 예를 보여주었다. 이 아이는 나중에 그의 손자로 밝혀졌다.

> 우연한 기회를 통해, 나는 18개월 된 어린 아이가 직접 개발하여 노는 첫 게임을 조명할 수 있었다. 이런 관찰은 잠깐 슬쩍 보는 것 이상이었다. 그 아이는 물론이고 아이의 부모와 몇 주 동안 한 지붕 밑에서 살고 있었기 때문이었다. 그 아이가 끊임없이 반복하고 있던 황당한 행동의 의미를 발견하기까지는 약간의 시간이 걸렸다.
>
> 그 아이는 지적발달이 결코 빠른 편은 아니었다. 18개월 된 그 아이는 겨우 몇 마디 알아들을 수 있는 말을 할 수 있었다. 아이는 주변 사람들이 이해할 수 있는 의미를 표현하는 많은 소리를 또한 활용할 수 있었다. 하지만 아이는 부모와 자신을 돌보던 하녀와의 관계가 좋았고, '착한 아이'가 되는 일에 칭찬을 받고 있었다. 아이는 밤에 부모를 성가시게 하지 않았으며, 어떤 물건들을 만지지 말고 어떤 방에 들어가지 말라는 명령을 양심적으로 따랐으며, 무엇보다도 엄마가 몇 시간 동안 그를 떠나 있어도 절대 울지 않았다. 당시 아이는 엄마에게 크게 애착되어 있었는데, 엄마는 아이에게 밥도 먹여주고 아무런 외부 도움도 없이 아이를 보살펴 주었다. 하지만 이 착한 어린 아이는 종종 자기가 잡을 수 있는 작은 물건들은 집어서 구석이나, 침대 밑 등의 장소에 던져버리는 성가신 습관이 있어서, 그의 장난감을 찾아 줍는 것은 종종 큰 일이 되었다. 아이가 이런 짓을 할 때, 그는 흥미와 만족감을 나타내면서 크고 길게 늘어지는 '오-오-

오'라는 소리를 분출하고 있었다. 그의 엄마와 이 글을 쓰는 필자는 이것이 단순한 감탄사가 아니라 독일어의 'fort(갔다, 사라졌다)'를 나타내는 것이라는 생각에 동의했다. 결국 나는 이것은 하나의 게임이고, 그가 장난감을 가지고 할 수 있었던 유일한 것은 그것들과 "사라졌다" 놀이를 하는 것이라는 점을 깨달았다. 어느 날 나는 내 생각을 확인할 수 있는 관찰을 하게 되었다. 아이는 실이 감겨 있는 나무로 된 실패를 가지고 있었다. 예를 들어, 아이는 그것을 자기 뒤에 두고 바닥에서 끌고 다니거나 마차놀이를 할 생각은 결코 하지 않았다. 그가 했던 것은 실패의 실을 잡고 아주 능숙하게 커튼이 드리워진 침대 가장자리로 그것을 던져서 안보이게 하면서 동시에 '오-오-오-오'라는 표현을 내뱉는 것이었다. 그런 다음에 아이는 실로 실패를 침대 가장자리 밖으로 다시 끌어와서는 즐거운 감탄사 Da(저기 있다(there))라는 말로 실패가 다시 보이는 것을 환호했다. 그 당시에 이것은 하나의 완성된 -사라짐과 나타남이라는- 게임이었다. 일반적으로 사람들은 게임의 첫 번째 활동만을 보게 되는데, 그것은 게임 그 자체로 꾸준히 반복된다. 그럼에도 불구하고 아이의 게임에서 더 큰 즐거움은 두 번째 행동에 있다는 데에는 의심의 여지가 없다.

프로이트는 이 게임을 현실로 받아들이지만 여전히 고통스러운 엄마의 떠남을 재현한 것으로 해석하였다(즉, 본능적인 포기가 이루어졌던 것이다). 주술적 동작을 통해 아이는 자신이 엄마가 가고 오는 것을 통제할 수 있다는 환영을 창조했다. 그 게임의 의식화된 의태적 행위는 아이의 내적 세계에 대한 상징적 과정으로 이해될 수 있다. 이런 의미에서 내부 세계는 환경과의 관계에서 자아가 경험하는 갈등을 재현하고, 동시에 외부 세계에서 비롯되는 갈등을 제거함으로써 통제의 환영을 제공한다. 내부 세계에 외부 세계의 사건을 상징적으로 재창조하는 것에는 역할 바꿈도 들어가 있다(이것은 요구에 따라서 만들어지는 외부 세계의 상징적 축소판이다).

이 아이의 게임 요소들은 형식적 의미에서 볼 때 신화적 사고가 제시하는 기본공식과 별반 다르지 않다. 상징은 그것이 지시하는 사물이다. 그래서 상징에 대한 행위가 대상에 영향을 끼칠 수 있다. 이러한 점은 멀리서의 행위에 대한 믿음이기도 하고, 대상이 상실될 수 있다는 사실, 즉 대상의 물리적 분리에 대한 지각을 부정하는 기능을 하는 믿음이기도 하다.

3장

임시대상: 창조된 환경

환경과의 자율적 관계

논의를 더 진행하기 전에 먼저 오해의 소지가 될 수 있는 부분을 교정하자. 아이의 전지전능 소망으로 구조화된 환경과 전물활론(preanimism)에 대해 내가 기술한 부분에서 환경과의 또 다른 관계 측면을 말하지 않았는데, 이 관계는 가역성 있는 과정과 늘 함께한다. 이 관계는 타고난 어떤 구조, 즉 진화 과정의 결과에 의해 결정된다.

이러한 개념을 정신분석 이론에 도입한 사람은 하트만(Hartmann)이었다. 그의 공헌은 프로이트의 현실원리 개념에 가장 중요한 수정을 한 것이다(Hartmann, 1939). 프로이트는 자아와 이후 자아가 습득하게 되는 대부분의 특성이 외부 세계 덕택이라고 가정하였다(Freud, 1940a, p. 201). 프로이트는 자아의 어떤 측면은 처음부터 타고나는 것이라는 점을 부인하지 않았지만 그것이 현실원리라는 개념과 관련하여 어떤 함의를 지니는지는 충분히 이해하지 못했다. 하트만의 견해는 자아가 환경에 적응하도록 생물학적으로 부여된 어떤 양식을 가지고 있다는 것이었는데, 이는 유아 초기 발달의 관찰을 통해 검증되고 있다(Spitz, 1965). 자아는 프로이트가 생각했듯이 전적으로 갈등의 결과로 생겨나는 것이 아니다. 하트만은 두 개의 현실원리가 필요함을 깨달았다. 하나는 선천적으로 타고나는 적응 양식이고 다른 하나는 갈등과 개별적인 경험을 통해 생겨나는 것을 말한다. 하트만은 다음과 같이 기술하였다.

> 쾌락원리를 적용하는 데 필요한 여러 가지 것들을 조절하는 하나의 독립된 요인으로서, 외부 세상과의 관계가 있을 수 있다. 그래서 우리는 현실과의 관계가 더 넓은 의미의 현실원리와 더 좁은 의미의 현실원리에 의해 결정된다는 생각에 도달하게 된다[p. 44].

선천적으로 타고난(prefigured) 환경에 대한 적응양식은 하등 동물들에게 있어서 유전적 정보가 행동으로 전환되는 주된 방법이다(Lorenz, 1965). 다른 동물들에게서 발견되는 본능적 적응양식이 인간에게는 그리 많지 않지만 그렇다고 그런 것이 인간에게 존재하지 않는다고 믿는 것은 오류다. 그러한 기제는 태어난 직후의 초기 발달 과정에서 가장 잘 나타난다. 한 예로, 스피츠(Spitz)의 관찰에 따르면 엄마를 향한 아기의 웃음과 같은 첫 사회적 반응은 학습된 행동이 아니다. 그것은 선천적으로 타고 나는 것으로, 동물행동학자들이 관찰한 생득적 방출 기제(innate releasing mechanisms)와 같은 것이다. 유사하게, 자기와 대상을 구분하는 능력, 자신의 내부와 외부를 구분하는 능력, 물리적 공간에서 분리된 개별적 대상들을 지각하는 능력은 이미 결정된 타고난 시간표에 따라 진행된다. 이러한 과정이 양육의 질과 같은 환경의 영향을 받지 않는다는 의미는 아니다. 하지만 이것은 하등 동물에게서도 마찬가지로 나타난다. 이러한 과정에 대한 세세한 사항은 유아의 행동에 대한 피아제(Piaget)의 관찰 기록에 설명되어 있다(Piaget, 1954). 자기와 다른 대상을 구분하는 능력이 태어났을 때부터 있는 것이 아니라는 사실이, 그러한 능력이 선천적으로 타고난 것이라는 데 대한 반증이라고 할 수는 없다. 동물행동학자들은 환경이 촉진하거나 '방출하는', 적응구조가 점진적으로 획득된다는 것을 관찰해 왔다(Lorenz, 1965). 피아제는 자기와 대상을 구분하는 능력의 발달을 잘 정의된 단계로 기록하였다. 피아제는 사라진 대상의 이미지를 보존하는 능력이 16~18개월 사이에 확립된다고 결론내렸다. 프로이트도 유사한 능력에 대해 기술하였으며, 본능적인 긴장으로 인한 충동에서 벗어날 수 있는 유아의 능력이 내적 세계와 외적 세계의 구분으로 나아가게 한다고 제안하였다. [문명에서의 불만(*Civilization and Its Discontents*)]에서 프로이트는 다음과 같이 기술하였다.

> 젖을 빨고 있는 유아는 아직 자신의 자아와 자신에게 흘러들어오고 있는 감각의 원천으로서의 외부 세계를 구분하지 못한다. 유아는 여러 충동에 반응하여 그러한 능력을 점진적으로 습득한다. 유아는 어떤 흥분의 원천(나중에는 자신의 신체 기관임을 알게 되지만)은 언제나 자신에게 감각을 제공할 수 있지만, 다른 것은 때때로 그렇지 못하며(그 중 하나는 유아가 가장 원하는 엄마의 젖가슴이다) 울며 부르짖어야만 나타날 뿐이라는 사실에 큰 충격을 받는다. 이러한 방식에 의해 처음으로 자아와

대립되는 것으로 대상을 인식하게 되며, 이러한 대상은 뭔가 바깥에 존재하는 형태로 그리고 특별한 행동을 해야만 나타나도록 할 수 있는 형태로 인식된다.

(프로이트[1915a]는 그 이전 [본능과 그것의 성쇠(*Instinct and their Vicissitudes*)]에서 이미 이러한 것을 제시했었다.)

유아가 본능적 촉진(prompting)에 의해 내부와 외부를 구분하는 능력을 점진적으로 습득한다는 프로이트의 기술은 이러한 과정이 (하트만의 용어를 사용한다면) 자율적임을 나타낸다. 대상에 대한 지각적 분리를 가능하게 하는 현실 적응의 자율적 영역은 2장에서 기술한 다른 현실 영역, 즉 욕구에 의해 창조된 현실의 구조화와는 구별되어야 한다. 이 두 영역 간의 관계는 이 모노그래프에서 고려될 주요 이슈들 중의 하나이다. 어떤 경우에 이 두 이해 양식은 상호 간 의사소통 없이 병렬적으로 늘어서 있기도 한다. 이는 어떤 병리적 상태의 특징이기도 한데, 프로이트는 이를 자아의 분리(split in the ego)라고 기술하였다. 정상적인 사람에게 이러한 두 영역의 자아기능은 분리되어 있지 않다. 즉 창조된 환경과 자율적으로 지각된 환경은 서로 스며들어 있다.

원시시대 인간들의 창조된 세상에 대한 우리의 기술은 또한 일방적이었다. 원시인들이 주술만 사용해서는 생존하지 못했을 것이라는 것을 우리는 알고 있다. 주술적 사고는 모든 대상이 상호 관련되어 있는 세상을 창조해 낸다. 상징과 대상의 구분은 인지되지 않는다. 그러나 다른 관점에서 보면, 공간을 점하고 있는 대상들의 실제 특징과 물리적 분리에 대해서는 충분히 인지되었음에 틀림없다. 실제 원시인들이 생존하기 위해 많은 경험적 지식을 가지고 있었어야만 했다는 증거가 있다(Singer et al., 1954). 로클린(Rochlin, 1965)도 같은 점을 지적했다.

창조된 환경

2장에서 다루지 않았던 구석기 시대 예술의 특징으로 돌아가 보자. 이 고대 예술가들은 그들의 창조물을 자연적으로 생긴 것을 이용해 만들었다. 앞에서 언급했던 것처럼 동물의 상처를 표현하기 위해 바위에 움푹 파인 부분을 이용했다. 실제 지형적 구조를 이용하는 이러한 경향은 꽤 광범위하게 나타나고 있다. 예를 들면, 알티미라 동굴 안에는 큰 홀이 있는데, 이 홀의 천장 바위표면의 둥근 돌기 부분은 물감으로 칠해져 있으며 여러 자세를 하고 있는 들소들로 변형되어 있다(Graziosi, 1960). 석순들은 뒤 등쪽이 올라가 있는 들소들로 변형되어 있다. 니오 동굴에서는 바위의 움푹 파인 부분이 들소 눈동자를 나타내는 데 이용되고 있다. 예술가들이 상상력이 부족해서 자연적으로 형성된 것들을 이용해야만 했다는 것은 아닐 것이다. 사실 이렇게 지질학적 구조들을 사용하는 경향은 구석기 시대 후기 예술에서 나타난다. 만약 예술가들이 필요한 기술이 부족했었다면, 이 예술의 초기 단계에서 그런 예를 발견할 수 있어야 할 것이지만 실상은 그렇지 못하다.

내가 여기서 제시하고 있는 것은 순전히 추측이지만, 이 추측은 "생애 초기 마음" 또는 "유아의" 발달을 관찰함으로써 추론된 것이다. 나는 구석기 시대 예술에 대한 이러한 설명이 물리적(inanimate) 환경 및 인간 환경과 관계 맺는 양식(즉, 임시 대상관계(transitional object relationship))을 나타내는 데 활용될 수 있기를 바란다.

2장에서 구석기 시대 예술에 나타난 창조된 이미지들은 단지 상징적인(denotive) 의미가 아니라 환경에 실재하는 대상 그 자체라는 점을 강조했다. 나는 동굴의 벽과 천장이라는 실제 환경과 창조된 이미지 간의 상호 침투가 이러한 예술에 내재해 있는 소망을 반영한다는 점을 제안하고 싶다. 즉, 문자 그대로 환경을 창조하는 것이다. 이것을 이해하기 위해서는 현대의 사고 양식을 포기하거나 포기하려는 시도를 해야 한다. 그것들은 벽과 표면에 그려진 그림이 아니다. 그 이미지와 표면은 상호 교환가능하다. 이는 동굴 자체의 신비로운 힘을 믿는다는 것과 같은 것이다. 즉, 생성적 힘으로서의 대지에 대한 믿음 말이다. 그것은 환경에 형식을 부여하는 상징의 힘이다. 글자 그대로 환경을 창조하는 것이다. 그러나 창조된 것은 환상이 아니다. 그것은 실체, 단단함, 그리고 영속성을 가지고 있다.

위니컷(1951)은 아이들에게서 이와 유사한 과정을 관찰하였다. 생후 1년이 되면 아이들은 엄마를 대치하는 어떤 것을 갖게 되는데, 이는 아이의 창조적 환영의 결과로 나타나는 것이다. 즉, 아이는 무생물적 대상을 살아있는 것으로 간주할 수 있게 된다. 위니컷은 이러한 대상을 임시대상이라고 명명하였다. 대개는 아이의 첫 소유물이라 할 수 있는 익숙한 담요나 테디 베어 인형 등이 그것이다. 이것은 대상이며 환경의 부분이다. 그것은 환상이 아닌 어떤 것이다. 위니컷에 따르면 그것은 유아에 의해 창조된 어떤 것이며 동시에 환경에서 제공된 것이다. 구석기 시대의 그림에서처럼 내적 과정은 환경적 대상들에 침투해서 생명을 부여한다.

임시 대상관계

아이의 임시 무생물 대상(모성적 환경의 대치물이지만 아이의 내적 세계에 의해 부여받은 생명을 지니고 있는 창조된 대상)에 대한 위니컷의 관찰은 어떤 유형의 성인 사랑관계에 비유될 수 있다.

인간의 경험들이란 엄격히 분류될 수 있는 것이 아니다. 인간의 삶에는 플라톤적인 절대성이라는 것이 없다. 이 장에서 나는 (상대적인 의미에서) 보다 성숙한 형태의 사랑이라는 관점으로 보았을 때 파악될 수 있는 원시적인 유형의 사랑관계에 대해 기술할 것이다. 보다 원시적인 양식의 사랑과 환경과의 관계는 신경증 환자보다는 경계선 장애 또는 정신분열증 환자들이 훨씬 더 많이 가지고 있는 특징이다 (Winnicott, 1945; Modell, 1963).[10] 신경증 환자와 정신증 환자의 사랑관계 사이에 분명한 구분이 있는 것은 아니다. 이는 임시 대상관계의 요소들이 모든 사람들에게서 관찰될 수 있는 것과 같다. 프로이트는 마음을 영원의 도시인 로마에 비유하였는데, 로마는 자체 내에 그 이전에 만들어진 것까지를 포함하고 있는 어떤 구조를 나타낸다. 프로이트(1930)는 [문명에서의 불만(Civilization and Its Discontents)]에서 다음과 같이 기술하였다.

> …정신세계에서 한번 형성된 것은 그 어떤 것도 사라지지 않는다. 즉, 모든 것은 어떤 형태로든 보존되고 적당한 상황이 되면 (예를 들면, 충분히 퇴행하면) 다시 한 번 드러나게 된다[p. 69].

10) 나는 일반적으로 사용되고 있는 "공생적 대상관계" 또는 좀 더 오래된 용어인 "부분 대상관계"보다는 "임시 대상관계"라는 용어를 선호한다. 이에 대해서는 뒤에 논의할 것이다.

그래서 이러한 보다 원시적인 양식의 대상관계는 보다 성숙한 형태의 사랑 능력 이면에 자리잡고 있게 된다.

우리는 전쟁동안 엄마가 바로 환경이었던 아이들에 대한 안나 프로이트(A. Freud)와 버링햄(Burlingham)의 관찰을 언급했었다. 이 아이들은 폭격이 있어도 엄마가 같이 있어 주면서 두려워하지 않으면(두려움을 드러내지 않으면) 두려움을 경험하지 않았다.[11]

이에 비견되는 상황이 경계선 및 정신분열증 환자의 전이관계에서 관찰될 수 있다. 이런 사람들에게 분석가는 보호환경으로 간주되는데, 이는 안나 프로이트와 버링햄이 묘사했던 것과 거의 동일한 방식으로 기능한다. 이 환자들은 세상에서 자신의 안전이 분석가와의 지속적인 관계에서만 보장될 수 있다고 믿는다. 분석가와의 관계가 유지되는 한, 환자는 환경의 위험으로부터 보호받으며 어떠한 위해도 가해질 수 없다는 환영을 창조한다. 분석가는 마치 세상의 위험에 대한 방패처럼 인식된다. 죽음, 질병, 노화와 같은 것은 실재하는 관심사가 되지 못한다. 유일한 관심은 분석가와의 관계가 된다. 이러한 신념이 극단화되면 생명에 대한 위험상황에 처하게 되어서도 분석가가 보호해 줄 것이라는 생각 속에서 안전감을 느낀다. 나는 전에 죽음의 가능성을 완전히 부정하면서 심각한 자살시도를 했던 한 환자를 기술했는데, 그 환자는 자신을 보호해 줄 나의 주술적 능력을 믿고 있었다(Modell, 1961).

아이들의 임시 무생물 대상과 마찬가지로, 임시 인간대상은 내적 세

---

11) 프로이트가 [억압, 증상 그리고 불안(Inhibitions, Symptoms and Anxiety)](1926)에 제시했던 것처럼 아이들은 자신을 보호해 주는 부모대상의 상실과 관련하여 그리고 대상상실을 위협하는 고양된 본능적 주장(claims)이라는 내적 과정의 결과로 인해 불안을 경험한다.

12) 어떤 의미에서 전이관계는 확대경이라 할 수 있다. 왜냐하면 반응에 초점을 맞추지만 그것을 새롭게 창조하지는 않기 때문이다. 그것은 정신분석 기법에서만 활용되는 인공물이 아니다. 그래서 프로이트가 그랬던 것처럼 우리도 전이사랑을 관찰한 결과로 대상사랑에 관한 추론을 할 수 있다.

계에 의해 창조된 것과 환경 속에 존재하는 것 사이의 중간쯤에 존재하는 대상이다. 임시대상은 순전히 그 개인에 의해 창조된 것이 아니며, 따라서 환상이 아니다. 그것은 환경 내에 존재하는 대상이다. 그것은 자아와 다른 것이지만, 자아와 분리되어 있다는 것이 단지 부분적으로만 인지된다. 왜냐하면, 대상은 그 개인에 의해 생명이 부여되어 있기 때문이다. 그것은 창조된 환경이다. 그 대상에게 부여된 속성이 그 사람의 내적 삶을 반영하고 있다는 의미에서 창조된 것이라 할 수 있다. 분석가의 실제 특징, 즉 환자 자신과는 다른 분리된 사람이며 자신만의 삶과 관심을 가지고 있다는 사실은 완전히 부정된다. 분석가의 이미지는 그의 필요에 따라 창조된다. 분석가는 오로지 환자 자신만을 위해 존재하는 것으로 창조된다. 그런 관계는 배타적인 이자관계이다. 이러한 관계가 전체 환경을 구성하고 있다(Hendrick, 1951). 대상이 자신과 다른 존재라는 것에 대한 이해의 부족은 어떤 유형의 착취적인 경향을 갖도록 한다. 말하자면, 대상은 환자 자신의 욕구의 만족을 위해서만 존재한다(A. Freud, 1952). 이러한 환자는 대상에 대해 유아적인 관심(preconcern)만을 보여준다(Winnicott, 1945).

전지전능과 융합

자아와 대상의 구별을 부정하는 창조된 환영은 멀리서의 행위라는 환영과 같은 것이다. 위에서 관찰했듯이 이것이 주술과 전지전능이라는 개념의 본질이다. 환자의 관점에서 보면, 치료자는 실제 환경의 위험으로부터 자신을 보호해 줄 수 있는 무한한 힘을 가지고 있다. 환자는 자신이 이 세계에 실제로 존재한다는 것을 믿지 못하며 자신의 존재에 대한 책임을 포기한다. 그는 분석가가 치료적 힘을 가지고 있다고 기대한다. 그래서 환자는 분석가가 다 알아서 해 줄 것이기 때문에 적극적으로 작업할 필요가 없다고 생각한다.

어린 아이의 양가적인 본능적 태도와 동일하게 이러한 환자들의 임시대상과의 관계도 근본적으로 양가적이다. 욕구의 강도는 결코 만족될 수 없는 정도라서 대상은 언제나 환자의 참을 수 없는 파괴적 분노와 마주할 위험에 처해 있게 된다. 이러한 분노는 무제한적인 파괴로 경험되며, 따라서 투사라는 것에 의해 외사될 필요가 있다. 분석가의 주술적인 착한 힘은 쉽게 반대의 힘으로 전환될 수 있다. 말하자면 분석가는 이제 악의적인 마법사로 나타날 것이다. 이것이 소위 말하는 기본적 신뢰감(Erikson, 1959)의 문제로 이끈다. 종종 악의적인 환상은 대상이 악마적인 최면술사이며 자신을 무력하고 의지력 없는 환자로 만들었다는 신화로 구현된다. 누군가 알아서 다 해 준다는 것에 대한 믿음은 임시 대상관계와 최면 현상 모두에 공통적으로 존재한다. 이는 최면이 원시적 형태의 사랑이라는 프로이트의 가설을 지지한다(Freud, 1921).

대상이 환자의 필요에 의해 창조된다면, 왜 환자는 악의적인 대상을 창조함으로써 자신을 괴롭히는가? 이에 대한 대답은 즉각적으로 드러나지 않는다. 그러나 프로이트가 주목했듯이 자아로부터 나쁜 것을 방출하는 것에는 한 가지 적응적 이점이 있다. 프로이트는 "나쁜 것, 자아가 아닌 것, 외적인 것은 1차적으로 모두 같은 것이다."라고 진술했다. 이러한 투사과정은 적응에 매우 중요하다. 그러나 외적 대상과의 관계는 어떤 비용을 치르고서라도 보존할 필요가 있다. 그래서 대상으로 추방된 악(badness)은 어떤 방식으로든 감소될 필요가 있게 된다. 그런 근본적인 갈등은 분열이라는 정신기제에 의해 해결된다. 악의적인 치료자를 창조하는 것은 어떤 적응적 중요성을 지닌다. 그러나 환자가 자신의 안전이 치료자와의 유대에 달려 있다고 믿는다면 악의적인 치료자라는 관념은 받아들일 수 없게 된다. 여기에 대한 해결책은 전지전능한 좋은 대상과 전지전능한 파괴적 대상이라는 두 가지 이미지를 마음속에 창조하는 것이다. 멜라니 클라인(Melanie Klein)은 이러한 과정을 "편집 위치와 우울 위치(paranoid and depressive position)"라고 하였다. 이러한 개념의 핵심은 이후에 다시 논의될 것이다.

이러한 정신기제를 기술하는 데 사용되어 온 기술적 용어는 내사와 투사이다. 말하자면, 환경에 부여된 속성과 자아에 흡수된 속성 사이에 유동성 또는 진동이 있다는 것이다. 자아를 보존하기 위해, 악은 대상으로 축출되어야 한다. 그러나 대상은 보존되어야 하는데, 이는 대상을 분열시킴으로써 성취된다. 이렇게 분열된 대상은 자아로 다시 흡수되고, 그래서 자기 이미지는 대상의 '악'으로 오염된다. 임시대상은 자기의 한 부분이 아니다. 그것은 환경에 있는 그 무엇이다. 그러나 그것은 내사와 투사를 통해 환자가 창조한 특성을 부여받은 것이다. 그러므로 임시대상의 양식은 자기와 대상 사이의 차이가 최소화된 어느 지점에 위치한다 할 수 있다. 그 대상은 자기와 분리된 것으로 인식되지 못한다.

자기와 대상 사이의 차이가 이미 최소화된 것이라면, 사랑대상과의 합체(merging) 경험은 단지 그러한 과정의 추가적인 확장으로 이해될 수 있다. 이러한 융합(fusion)은 의식적으로 경험되든 아니든 암묵적인 것이라 할 수 있다. 좋은 대상과의 융합은 종교적 신비감, 성적 절정경험 또는 조증적 부인(a manic denial) 상태로 경험될 수 있다(Lewin, 1950). 역으로, 나쁜 대상과의 융합에 대한 강렬한 두려움이 있을 때 환자는 정체감이 상실되거나 영향을 받는 것에 대해 두려

움을 느낄 것이고 궁극에는 완전히 사라질지도 모른다는 두려움을 느끼게 될 것이다.[13)]

프로이트(1930)는 이러한 융합 경험이 정상적인 사람들에게는 일종의 종교적 경험이라는 것에 주목하였다. 그는 자신의 친구(나중에 로맹 롤랑(Romain Rolland)으로 알려진)가 무한하고, 경계도 없는 대양적 느낌이라 할 수 있는 영원감이라는 것이 있다고 말했던 것을 기억했다. 프로이트는 이러한 융합 경험이 생후 가장 초기의 엄마-아기 관계의 어떤 요소들을 포함하고 있다고 생각했다.

요약하자면, 전지전능한 대상에 대한 믿음은 누군가가 알아서 해준다는 의미를 함축하고 있다. 대상과의 융합에 대한 의식적인 느낌이 있든 없든 여기에는 어떤 연결감(sense of connectedness)이 내포되어 있다.

환경으로서의 자기

임시 대상관계는 엄마가 아이의 환경이 되는 어린 시절의 한 단계에 비유될 수 있다. 말하자면, 인간대상은 환자와 실제 환경의 위험 사이에 위치한다. 이런 경우에 사랑대상에 대한 의존성이 있게 된다. 이러한 기술은 표면적으로는 완전히 반대로 나타나는 현상을 포함하도록 수정되어야 한다. 경계선 또는 정신증적인 것으로 특징지어지는 많은 사람들은 타인에 대한 그러한 의존성을 보여주지 않는 대신 경멸적

13) 경계선 및 정신분열 환자의 융합 및 합체 경험에 대한 관찰은 페데른(Federn, 1952)의 선구적인 탐구에 의해 처음 주목을 받았다. 페데른은 이런 과정을 "자아 경계의 상실"이라고 기술하였다. 더 최근의 논의는 제이콥슨(Jacobson, 1964)을 보라.

인 무관심을 보여준다. 그들은 다른 사람을 필요로 하지 않으며 스스로 자기 충족적이라는 환영을 창조하려 한다. 이러한 사람들은 분열성(schizoid)이라 불린다.

이제 우리는 대상을 상실할지 모른다는 위협이 실제 신체적 분리 때문만이 아니라 환자에 의해 만들어지는 본능적 요구의 강렬함에 의해서도 나타날 수 있음을 안다. 분열성 환자들은 본능적 요구를 회피함으로써 이러한 갈등을 해결하려 하였다. 즉 그들은 자신이 다른 사람으로부터 그 무엇도 필요하지 않는 듯이 보이려 한다. 동일한 한 개인 내에서 임시대상에 대한 지나친 요구가 있거나 그에 아주 상반되는 태도가 왔다갔다 하거나, 또는 의존 모드가 결코 인지되지 않을 수도 있다.

존슨(Jones, 1913)은 이러한 성격유형의 한 변종을 신 콤플렉스(the god complex)라고 기술하였다. 이러한 사람들은 그들이 본질적으로 자기 충족적이고 타인을 필요로 하지 않으며, 삶에서 성취한 것은 전적으로 자기 노력의 결과라는 신념을 유지한다. 만약 누군가가 이러한 태도를 깊이 알게 된다면, 그는 이들이 환경으로부터의 위험에 포위되어 있다는 믿음을 갖고 있음을 발견할 수 있을 것이다. 그들은 세상을 진정으로 느끼지 못하고 있다. 한 환자는 자신이 고무풍선 속에 살고 있는 것 같은 느낌을 가지고 있다고 표현하였다. 그들은 이러한 풍선 내에 남아 있는 한, 매력적인 삶을 살 수 있다고 믿는다.

이러한 환영의 토대는 자신의 전지전능에 대한 믿음에 있다. 즉, 그들은 스스로 전지전능한 대상이 될 수 있다. 모든 만족을 스스로 제공할 수 있으며 환경으로부터의 위험에 대항할 수 있는 방패막을 스스로 창조할 수 있다. 스스로가 임시대상이 될 수 있다.

세상과의 관계에 대한 그들의 견해가 원시적이라면 그런 사람들이 어떻게 사회에 존재할 수 있는지 의문이 들 것이다. 물론 그들도 환경과 갈등이 있다. 그들은 사랑할 수 없지만 다른 사람들로부터의 찬사를 열망한다. 그들은 스스로를 주술적인 누에고치로 감싸서 실제 세계에 존재하지 않는 것 같은 환영을 창조한다. 누에고치는 아무리 잘 절연되더라도 어떤 것에 부착되어야 한다. 찬사를 갈망하며 사랑의 필요를 부정하는 이러한 사람들도 대개 스스로를 다른 사람에게 부착한다. 비록 이러한 관계의 중요성은 보통 부정되거나 최소화되지만 말이다.

이러한 주술적 환영을 유지하려는 소망, 즉 실제 세상으로부터 유리되어 있으려는 소망은 너무나 강렬해서 정신분석 치료에 매우 강력히 저항한다. 많은 노력의 결과로 전지전능에 대한 신념이 어느 정도 약화되면 강렬한 실망감이 출현하는 것을 관찰할 수 있다. 이러한 실망감은 실존 철학에서 얘기하는 신의 상실에 따르는 것에 비견될 만한 것이다. 그 실망감은 세상에 존재하는 위험을 직면했을 때 나타나는 무력감과 분리감을 수용한 결과이다.

임시대상에 대한 기술적 설명을 요약해 보자. 임시대상은 실제 환경의 대치물이다. 이러한 대치물은 환경의 위험으로부터 환자를 둘러싸서 보호해 주는 것 같은 환영을 창조한다. 임시대상은 환각이 아니다. 그것은 환경에 실재하며, 자기와는 분리된 것이지만 부분적으로만 그렇다. 그것은 자기의 필요에 의해 창조된다. 따라서 형식과 구조가 부여된다. 인간이 대상과 갖는 관계는 근본적으로 양가적이다. 대상은 주술적 속성을 가지며 이에 따라 자기와 대상이 연결되어 있다는 환영이 생긴다. 인간과 대상의 관계는 일차적으로 착취적인 것이다. 즉 인간은 대상의 욕구에는 관심이 없다. 대상도 분리된 한 개체라는 것을 인지할 수 없다. 임시 대상관계는 이자관계이며, 다른 그 누구도 인정하지 못한다.

공생적 대상관계와 부분 대상관계라는 용어에 대하여

정신분석가들 사이에는 임상적으로 관찰한 것을 나타내는 데 사용되는 용어보다는 관찰의 대상이 되는 사실들에 대해 더 일치가 잘 이루어진다. 이러한 현상은 사소한 것으로 치부되기 쉽다. 그러나 정신분석의 기술 언어는 이론으로부터 나오는 것이며, 거기서 나오는 용어는 그것이 함의하는 과정에 대해 우리가 생각하는 방식에 영향을 미칠 수밖에 없다. 우리가 임시 대상관계라고 묘사했던 것은 넓은 의미에서 최근 공생적 대상관계라고 일컬어지고 있는 것과 같은 것이다. 더 오래된 정신분석 문헌들에서는 부분 대상관계로 언급되고 있으며 여전히 이 용어에 집착하고 있는 경우가 많다.

공생적 관계라는 용어는 아동의 생애 첫 대상관계와 정신분열증 환자의 전형적인 전이관계를 기술하기 위해 광범위하게 사용되고 있다(Searles, 1965; Mahler, 1963). 새로운 개념에 이름을 부여하기 위해서는 은유와 비유를 사용하지 않을 수 없다. 공생적이라는 개념은 생물학에서 따온 은유이다. 공생이란 두 종이 서로에게서 어떤 이득을 취하며 함께 살아가는 것을 의미한다(Zeuner, 1954). 엄마와 유아가 생물학적 욕구로 인해 서로에게로 향한다는(Benedek, 1949) 의미에서 공생은 유아와 엄마의 상호작용에 적절히 적용되어 오고 있다. 그러나 이러한 은유를 성인의 사랑관계에 적용하는 것은 잘못이다. 어떤 사람의 대상에 대한 태도는 어린 유아의 그것에 비유될 수 있지만, 이 대상이 또한 동일한 이유로 그 사람에게 향한다고 가정할 필연적인 이유는 없다. 즉, 어떤 사람은 마침 거기에 있는 다른 어떤 사람을 임시대상으로 만들 수 있다. 그러나 임시대상으로 선택된 그 대상이 양육적인 어머니가 되려는 본능적 충동으로 그 사람에게 반응하지는 않는다. 공생적 대상관계라는 개념은 잘못된 것이다. 왜냐하면, 대상이 그 주체에 대해 정서적 유대를 갖는다고 함의하기 때문이다. 대상이 그 주체에 대해 갖는 정서적 태도라는 것은 부적절하다. 말하자면, 임시 대상관계는 대상의 태도에 상관없이 형성될 수 있는 것이다. 그냥 거기에 있기만 하면 되는 것이다.

유사하게, 부분 대상관계라는 다소 오래된 개념은 편집증의 정신병리에 대한 초기 관찰에 기초해서 아브라함(Abraham)이 1921년 소개한 것이다. 초기 정신분석학에서 이 용어는 본능적 만족에만 토대를 둔 사랑관계를 지칭하는 것으로 흔히 사용되었다. 즉, 대상은 전체로서의 개인으로 파악되기 보다는 만족을 주는 어떤 부분, 또는 어떤 신체 기관을 의미했다. 부분대상이라는 개념의 이론적 기원은 자아 심리학의 성장 이전의 본능이론에 있다. 그런 이유로 일방적이라 할 수 있다. 글로버(Glover, 1956, p. 18)는 이 용어에 논리적으로 결함이 있음을 설득력 있게 제시하였다. 그는 부분 대상이라는 것이 주체가 완전한 대상을 이미 인지하고 있을 때만 사용될 수 있는 기술적(descriptive) 용어라는 점을 지적하였다.

4장

정체감: 분리의 수용

일반적으로, 몸이 아프지 않는 한 자신의 몸을 의식하지 않는 것처럼 우리는 자신의 정체성을 잘 의식하지 않는다. 그러나 정신분석적 탐구 결과는 어떤 사람에게 있어서 정체감은 조용한 과정이 아니라는 점을 밝히고 있다. 즉 정신병리가 있는 곳에서는 정체감이 핵심 이슈가 된다. 여기서 독자들은 신경증적 과정과 정신증적 과정이 그렇게 명확하게 구분되는 절대적인 범주가 아니라는 점을 다시 한 번 상기하자.

3장의 임시 대상관계에 대한 기술에서 주체의 특성과 대상에 부여된 특성 사이에 유동적인 상호교환(interchange)이 있음을 주목하였다. 임시대상은 환경 내에 있는 그 무엇이지만 그것은 주체의 내적 세계에 있는 내용이라는 특성을 갖게 된다. 이러한 사람들(신경증과 정신증을 가진 사람들)에게 자기감, 즉 정체감은 전지전능함이라는 이미지(omnipotent images)를 중심으로 조직화되는 것 같다(Jacobson, 1964). 자기감은 "스스로 만든 것"이다. 정신증을 갖고 있는 사람에게는 자기감이 없다고 하는 진술은 정확한 것이 아니다. 오히려 자기감이 허약하다고 하는 것이 더 정확할 것이다. 왜냐하면 이런 사람의 자기감은 소망의 산물(products)을 중심으로 조직화되기 때문이다. 이런 정체감은 안정성과 정합성이 결여되어 있다. 나아가, 자기감은 뭔가 부정적이고, 열등하며, 원치 않는 그 무엇으로 지각된다. 이런 사람은 스스로를 사랑하거나 수용하지 못한다.

또한 자아에는 증오 또는 두려움의 대상이 되는 부모 특성과의 동일시에 따른 요소들이 존재한다. 그래서 자아 이미지는 완전히 스스로 만든 것이라 할 수 없고, "현실에·존재하는" 부모 성격의 어떤 특성을 반영하고 있다 할 수 있다. 그렇다고 두려움 혹은 증오의 대상이 되는 부모와의 동일시가 부모의 실제 특성을 모두 정확히 반영하고 있다는 말은 아니다. 다시 말해, 어떤 경우에는 부모대상으로 귀인되는 부정적 특성이 단순히 "상상한" 것만은 아니라는 사실을 스스로 알 수 있다.

모든 사람에게 있어서 정체감의 최초 핵(core)은 신체적인 느낌, 특히 성기 부근의 느낌을 중심으로 조직화된다(Greenacre, 1958). 프로이트(1923, p. 26)는 "자아란 무엇보다도 신체 자아"라고 하였다. 우리는 부정적인 자기감을 가진 많은 경계선 환자에게 있어 자아감의 핵은 "결함이 있거나 더러운" 성기라는 느낌을 중심으로 조직화되는 것을 발견한다. 자아감은 이러한 느낌과 같은 것이 되며, 결함이 있고 더러운 것으로 경험된다.

또한 자아에 관한 환상들의 조직이라 할 수 있는 자아감은 다양한 정도로 억압되며, 따라서 무의식화된다는 점을 이해할 필요가 있다. 좀 더 정확히 말하면, 정신분석적 처치를 받으면서 드러난 자아감은 더 이른 시기의 정체감, 즉 한 때는 의식 속에 있었으나 이후 억압된 유아기의 정체감이다.

요약하면, 정신증을 갖고 있는 개인에게 자아감은 부재한 것이 아니라 불안정하고 잘 조직화되지 못했으며 부정적이다. 이런 정체감의 내용은 주술적이며, 스스로 창조해 낸 것이다. 즉 정체감이 전지전능에 대한 매우 양가적인 환상을 중심으로 조직화되며, 생식기에 대한 환상을 포함할 수 있다. 또한 두려워하는 또는 증오하는 부모의 부정적 특성과의 동일시를 포함할 수도 있다.

정체감의 결함 및 그것과 정신증과의 관계는 헬렌 도이취(Helene Deutsch, 1942)에 의해 처음으로 관찰되었다. 그녀는 타인에 대한 적절한 정서 반응을 경험하는 "것처럼" 행동하는 일군의 사람들을 관찰하였다. 그러나 그들은 단지 그렇게 행동할 뿐이며 실제 정서 반응은 깊이와 진실성이 없다는 것이 곧 드러났다. 그들의 실제 자아감의 부정적 특성 때문에 그렇지 않은 "것처럼" 해야만 했던 것이다. 위니컷(1960)도 "거짓 자아"라고 불렀던 유사한 현상을 기술하였다. 그는 경계선 및 정신분열 환자의 정체감이란 순종에 기반을 둔 것이라는 의미에서 거짓이라고 하였다. 이런 사람의 자아감은 일관성과 영속성이 없다. 그래서 마치 카멜레온처럼 자신을 환경에 맞추는 것을 배우고 환경의 요구에 순응해서 그의 성격을 변화시킬 수 있다.

자기감 또는 정체감은 두개의 관련된 측면, 즉 변화 가운데서의 동일성(Lichtenstein, 1961)과 자아의 독특함을 나타내 주는 개별성을 지칭한다.

우리는 전이라는 매체를 통해 환자의 자기감 경험을 계속 관찰할 수 있다. 더구나 정신분석은 신경증과 정신증 사이의 질적 차이(그러나 절대적 차이는 아님)를 나타내 주는 방법을 제공한다(Zetzel, 1956a, 1965a를 보라).

경계선 문제를 가진 개인 및 정신증 문제를 가진 개인이 질적으로 다른 종류의 전이관계를 형성하는 데 기여하는 주요인은 손상된 정체감이라고 나는 믿는다(Zetzel, 1956a, 1965a를 보라). 프로이트가 한때 믿었던 바, 즉 정신증 환자는 전이를 형성할 수 없기 때문에 정신분석으로 치료할 수 없다는 것은 사실이 아니다. 이제 우리는 정신증 환자도 가장 강력한 종류의 전이관계를 형성한다는 것을 알게 되었다. 이런 종류의 전이는 임시 대상관계의 양식을 반영한다. 즉, 분석가는 만들어진 환경이 된다. 어떤 정신증 환자는 정신분석 방법에 약간의 변경을 가하면 성공적으로 치료될 수 있다. 말하자면, 특별한 준비 기간이 좀 필요하다. 심도있는 진단이 이루어지지 않거나 경계선 환자를 신경증 환자를 치료하듯이 하면 겉으로 드러난 정신증을 더욱 악화시킬 것이다. 경계선 환자를 치료하는 데 필요한 기술적 변경사항들은 모두 정체감의 중요성을 가리키고 있다. 고전적 정신분석의 기법을 활용하기 위해 환자는 최소한 마음의 한 부분에서라도 "현실검증"을 할 수 있어야 한다. 즉 외부 환경과 내적 세계를 구분할 수 있는 판단 과정을 유지하는 능력을 갖추고 있어야 한다. 앞으로 설명하겠지만, 정체감은 현실검증에 필수적이다.

정신분석에서 전이관계가 극도로 복잡하고 아직 충분히 이해되지 않고 있다 해도 정신분석 방법이 퇴행을 유도한다는 점에는 대체로 동의가 이루어지고 있다(Zetzel, 1956a). 말하자면, 환자는 자아의 더 오래된 측면을 재경험한다. 분석가는 환자의 내적 세계를 점하고 있는 이전의 사랑하는 사람의 이미지와 일치하게 경험된다. 넌버그(Nunberg)에 따르면 전이는 야누스처럼 양면성을 띠고 있다. 한편으로 전이는 현재에 떠오른 이전 경험의 반복이다. 그러나 다른 의미에서 전이는 멈추어 버린 심리적 양식을 재활성화시키고, 그들의 에너지를 방출하며, 그들을 새로운 현실에 맞추려는 시도이다(Nunberg, 1951, p.126). 전이의 한 가지 기능은 이전의 이미지를 다시 깨워서 완전히 해결하려는 시도를 나타낸다. 즉 전이란 외부 현실과 자아의 관계에서 해결되지 않은 채 남겨진 것을 내적 세계의 이미지라는 수단으로 해결해 보려는 시도이다. 엄마로부터의 분리를 해결하기 위해 실패를 가지고 놀고 있는 유아의 예를 상기해 보자(2장을 보라). 다른 의미에서 전이는 현재에서 만족을 얻어내려는 시도이며 현재의 대상, 즉 분석가로부터 본능적 만족을 추구하는 시도이다.

신경증과 정신증 모두에서 분석가에 대한 지각은 만들어진(창조된) 측면이 있지만, 또한 정신증 환자와 신경증 환자를 구분하는 본질적 차이가 있기도 하다. 퇴행적인 변화가 있기는 하지만 (대부분의) 신경증 환자는 자신의 정체감을 잃지 않는다. 즉 동일성과 연속성이라는 감을 유지하는 자아의 부분이 존재한다. "나는 나"라는 감이 유지된다. 즉각적인 경험으로부터 거리를 유지하는 이런 능력의 보존이 분석과정에 필수적이다. 신경증 환자의 자아에는 분석가를 "있는 그대로" 이해하는 부분이 존재한다. 말하자면, 신경증 환자에게 있어서 유지되고 있는 정체감은 분석가의 정체감을 수용할 수 있도록 해 준다.

우리는 분석가가 "빈 스크린," "거울" 또는 "완전히 중립적"이 되어야 한다는 것을 더 이상 믿지 않는다. 현대의 분석가는 전이관계 외에도 치료자와 환자 사이에 인간적인 유대가 존재해야 한다는 점을 인식하게 되었다(Stone, 1961). 이러한 관계는 우정이나 분석이 이루어지는 상황 이외의 사회적 관계를 의미하는 것이 아니라 전이관계와 더불어 "있는 그대로"의 환자와 "있는 그대로"의 분석가 사이의 인간적 끈이 존재한다는 의미이다. 분석가가 환자의 시야에서 벗어나 있다고 해도 시간이 지나면서 환자는 분석가의 "진짜" 성격의 몇몇 측면을 관찰하지 않을 수 없다. 분석가는 익명일 수도 없고, 익명을 유지하는 것이 바람직한 것도 아니다. 분석과정에서 치료적 동맹 혹은 작업 관계를 형성하게 해 주는 것은 "있는 그대로"의 분석가와 환자 자아의 성숙한 부분이라 할 수 있는 "있는 그대로"의 환자 사이의 실제 관계이다. 이러한 "다른" 관계에 대한 인식과 수용 없이 분석은 불가능하다.

경계선 또는 정신분열 환자에게 있어서 미약한 정체감은 정신분석과정에서 유도되는 퇴행을 견뎌 낼 수 없을 것이다. 정신증 환자에게 있어서 이런 미약한 정체감은 상실될 수 있으며, 이 경우 자신이 다른 사람이 되었다는 망상을 경험할 것이다(Jacobson, 1954). 더구나, 경계선 장애나 정신증 문제를 가진 사람은 전이가 전개되어 나가면, "있는 그대로" 분석가를 지각할 수 없을 것이다. 환경(여기에는 분석가도 포함된다)은 내적 세계의 필요에 따라 새로 창조된다. 지각을 통해 얻어진 지식은 거부된다(여기에 대해서는 다른 장에서 보다 충분히 논의할 것이다). 우리는 이러한 과정을 부인(denial)이라고 이름 붙이는데, 바로 이것 때문에 현실검증에 실패하게 된다. 이때 전이는 전이신경증이 아니라 전이정신증으로 기술된다. 그러나 우리가 실제로 일어나는 일을 이해하지 못하면 이러한 용어를 적용해도 별로 얻는 바가 없을 것이다.

앞서 살펴보았듯이(2장) 자아의 자율적 기능은 유지된다고 나는 믿는다. 신경증 및 정신증 문제를 가진 개인은 모두 분석가를 "있는 그대로" 지각할 수 있다. 즉 분석가의 개별성을 관찰할 수 있다. 그러나 정신증 환자는 이러한 관찰을 마음의 한 부분에 한정시키는데, 이 부분은 여타 다른 부분과 의사소통하지 않는다. 프로이트의 은유를 따르자면, 자아에 분열이 존재한다. 자아의 한 부분과 다른 부분들 사이의 연결이 되지 않는다. 반면 신경증 환자에게는 자율적 자아의 지각과 본질적으로 스스로 만든(self-created) 지각 사이에 더 큰 상호침투가 있다.

결론적으로, 치료의 특정한 시점들에서 정신증 환자는 분석가가 단지 도움을 주려는 비교적 친절한 개인일 뿐이라는 것을 인지하지 못할 것이다. 대신 환자를 파괴하려는 의도를 지닌 악의적인 최면술사로 지각할 것이다. 그가 의사이며 치료를 위해 그를 찾아 왔다는 사실은 완전히 부인된다. 주변 환경(ambient) 전이가 다른 하나의 현실을 대치해 버린 것이다.

정신증적 전이의 전개를 최소화하기 위해 일반적인 정신분석 기법을 변경하는 다양한 방법이 소개되어 왔다. 일반적으로 이러한 변경된 방법은 환자의 지각을 강화하여 분석가를 "있는 그대로" 지각하게 하고 분석가의 지각을 강화하여 환자를 "있는 그대로" 지각하게 하는 것을 목표로 한다. 비록 이렇게 하는 데 대한 보편적 동의가 존재하는 것은 아니지만 최소한 미국의 분석가들은 경계선 및 정신증 환자의 치료 초기에 카우치의 활용을 가능한 피하고 환자와 마주보는 경향이 있다. 여기서 본질적인 것은 환자가 분석가의 얼굴을 볼 수 있다는 사실이다. 이는 환자가 분석가의 독특한 특성을 지각할 수 있는 추가적인 기회를 갖는다는 것 이상의 의미를 갖는다. 나를 포함한 여러 사람(Searles, 1965)의 경험에 따르면, 환자가 분석가를 자신에게 반응하는 하나의 독특한 개인으로 볼 수 있다는 점이 중요하다. 이러한 관찰은 가장 초기의 정체감이 자신에게 반응하는 엄마의 얼굴을 지각하는 아이의 경험을 통해 유도될 수 있음을 시사한다. 아이는 엄마의 얼굴에 반영된 스스로를 본다(Spitz, 1965). 분석가가 환자를 "그것"이 아니라 "너"로 지각하는 것이 신경증 및 정신증 환자 모두에게 필수적일 뿐 아니라 특히 정신증 환자에게 필수적이다. 말하자면, 분석가는 환자의 독특성과 개별성을 지각할 수 있어야 하고 환자의 진실한 감정에 진실한 감정(반드시 표현해야 하는 것은 아니라고 하더라도)으로 반응할 수 있어야 한다. 환자가 분석가의 독특성을 지각하는 것 뿐 아니라 환자가 자신을 지각하는 분석가를 지각하는 것이 분석과정에 필수적이다. 말하자면, 분석가가 자신을 한 개인으로 여기며 반응하고 있다는 것을 관찰할 때, 환자의 정체감은 강화된다.

정신분석과 정체감의 개념

정체감에 대한 정신분석의 최근 관심은 경계선 및 정신분열증 환자의 치료 경험을 통해 습득한 지식의 결과이다. 그것은 관찰을 통해 도출된 개념이지 이론적 관념으로부터 나온 것이 아니다.

그러나 자기감, 또는 정체감은 또한 상이한 지적 전통에 기반해 있는 종교적 개념이기도 하다. 이 의미에서 자기라는 개념은 매우 오래된 것이며 주술적 사고와 완전히 결별하지 못한 것이다. 이 개념은 인도 철학의 중심적 특성을 형성한다. 자기(아트만; Atman)는 영속적이며 영원한 것이다(Aimmer, 1951). 자기는 나이를 먹지 않고 영원하지만 또한 실체가 있다. 힌두교에 따르면 자기 탐구, 즉 자기관찰 및 철수(withdrawal)의 기간이 삶의 세 번째와 네 번째 단계를 점한다. 사람은 자신의 물질적 욕구를 충족하면 되돌아와서 "진정한 자기"를 탐색한다. 이러한 종교적 의미에서 자기라는 개념은 주술적 사고와 관련이 있다. 즉 영원함과 불멸이라는 관념을 포함하고 있다. 말하자면, 그것은 분리와 죽음이라는 현실에 대한 부정이다.

독특한 개별성이라는 개념은 동양적 사고에서는 생소하다. 그러나 동양 철학은 "진정한" 자기와 "거짓" 자기의 차이를 인정한다. 힌두교에 따르면 세상에 보여주는 성격이란 가면이다. 진짜 영원한 자기는 감추어진 채 남아있다. 가면은 신체의 죽음과 함께 사라지지만 진정한 자기는 살아남아 다시 환생한다(Zimmer, 1951). 짐머(Zimmer)가 지적했듯이, 이와 같은 자기 개념은 영혼이라는 기독교적 관념과 관련이 있다.

벗겨져야 할 가면으로서의 성격이라는 개념은 서구적 사고에서는 생소하다. 그러나 서구 심리학이 차용해 온, 또는 융이 서구 심리학으로 수입한 뭔가가 있다. 융은 숨겨진 참자기에 대비되는 것으로 세상에 보여주는 사회적 얼굴이라는 의미로 페르소나(persona)라는 용어를 사용하였다. '퍼스낼리티(personality)'는 원래 라틴어의 '페르소나(persona)'(per sonat), 즉 배우가 자신이 맡은 역을 나타내는 가면에서 유래하였다. 이런 점에서 영어의 어원상 '퍼스낼리티'는 페르소나라는 동쪽 지역의 개념과 관련을 맺고 있다(Zimmer, 1951, 그리고 Oxford English Dictionary). 페르소나는 그리스, 그리고 이후 로마의 연극에서 배우들이 쓴 가면을 언급하는 것이다.

융은 목적을 갖고서 인도 철학을 차용하고 "페르소나"와 "개별화"라는 개념을 소개하였다. 반면, 프로이트는 정체감에 특별히 관심을 두지 않았다. 이러한 사실 때문에 프로이트를 따르는 몇몇의 분석가들은 정체감이라는 개념에 대한 현재의 관심을, 융의 영향을 받은 부수현상이라고 공격한다(Glover, 1966).

종교적 의미와 대비되는 심리학적 의미에서 정체감은 심리구조의 결과, 즉 자아(ego) 발달과정의 산물이다(최근의 정체감에 대한 정신분석 개념의 개관은 제이콥슨(Jacobson, 1964)을 보라). 우리는 정체감을 자아 내의 구조로 개념화하거나(Hartmann, 1939) 자아의 하부구조로 개념화할 수 있다. "자기"라는 용어는 전체로서의 자아라는 관념과 동등한 것이 아니다. 이것은 종교적 사고에서도 마찬가지다. 우리는 정체감을 자아 내의 기능적 조직의 결과로 잠정 기술할 수 있다(이 개념에 관한 이론적 문제는 8장과 9장에서 논의될 것이다). 정체감은 자아의 통합적(synthetic) 활동의 결과이다. 물론 연속적인 발달의 여러 국면들에서 기원하여 더욱 성숙한 정체감의 발달로 진행하거나 그 이하의 발달에 이르는 복수의 정체감이 있다. 가장 초기의 정체감은 초기 신체 이미지와 합쳐진 전지전능 판타지들의 복합물로 구성된다. 이 구조는 계속적으로 풍부해지고 재구성되는데, 특히 초기 오이디푸스기, 사춘기, 청소년기와 같은 발달상의 주요한 지점에서 그러하다(Erikson, 1959; Jacobson, 1964). 그러나 정체성 탐색은 청소년기에 끝나는 것이 아니다. 시인 오든(Auden)은 나이 40세가 되기 전에는 우리가 누구인지 알지 못한다고 믿는데, 우리도 동의하는 바이다. 여기서 정체성이란 사회에서 자신의 자리를 발견한다. 또는 다른 사람과의 관계 속에서 스스로를 객관적으로 본다는 에릭슨의 의미로 사용되었다. 어떤 의미에서 서구 사회는 정체성, 즉 고유성 찾기라는 주제에 강박적으로 집착한다. 이런 현상은 예술가가 스스로를 어떤 스타일 또는 유파로 지칭할 수 있었던 이전 시기와 반대되는 현대 예술에서 가장 명확히 볼 수 있다. 오늘날 각각의 예술가는 개인적 표현만을 추구한다.

에릭슨이 정체성 탐색으로 기술했던 것, 즉 사회 집단과 관련하여 자신의 정체성 찾기는 집단과의 동일시를 통해 사회적 현실을 탐색하는 과정이다. 그것은 사회적 판단을 확장시키는 것(enlarging social judgments)이다. 그래서 스스로를 "있는 그대로" 볼 수 있는 능력인 개인적 판단은 궁극적으로 다른 사람과 동일시할 수 있는 능력과 분리될 수 없다. 그것은 집단적 판단을 공유하는 것이다. 즉 개인은 자신이 관계하는 집단(community)으로부터 받는 반응에서 자신의 정체성을 발견한다. 한 때 엄마에게 부여되었던 그 기능을 이제 집단이 수행한다. 에릭슨은 다음과 같이 진술하였다.

> 정체성 형성은 동일시의 유용성이 끝나는 바로 그 지점에서 마침내 시작한다. 정체성 형성은 아동기의 동일시에 대한 선택적인 거부와 상호 동화, 그리고 새로운 형태로의 흡수로부터 시작된다. 정체성 형성은 이제 역으로 사회가 (종종 하위 사회를 통해) 젊은 개인을 규정하는 과정, 즉 그를 현재의 그가 될 수밖에 없었고 그리고 현재의 그가 당연시되는 존재로 인정하는 과정에 의존하게 된다(Erikson, 1959, p. 113).

동일시와 동일시 실패

우리는 정체감이 잘 발달하지 못하고 환경의 위험으로부터 자신을 보호하기 위해 아이처럼 여전히 타인에 의존하고 있는 사람, 즉 임시 대상관계 단계에 멈추어 버린 개인에 대해 기술해 왔다. 그리고 이런 종류의 사람들을 임시 대상관계 단계를 통과한 사람들(더욱 성숙한 사랑을 할 수 있는 사람들)과 비교하였다. 이러한 발달의 정체를 어떻게 이해할 수 있을까?

다음에 제시되는 내용이 절대적인 답이 되기는 어렵지만 그럼에도 불구하고 임상 관찰에 토대를 둔 강력한 견해는 될 수 있을 것이다. 우리에게 좀 더 익숙한 과정, 즉 초자아 형성에 대한 프로이트(1923)의 기술을 먼저 고려해 보자. 아이가 자신의 양심을 발달시키기 전에는 자신의 충동을 통제하기 위해 외부 세상, 즉 부모대상에 의존한다(나는 다른 논문에서 원시적인 죄의식 경험과 절대적 초자아의 형성을 구분하려는 시도를 한 바 있다[Modell, 1965]). 시간이 지나, 초자아 또는 양심이 심리 장치(기구)의 한 부분이 되면, 아이는 이전에 부모대상이 담당했던 제지 기능을 스스로 할 수 있게 될 것이다. "외부 세계의 일부분"이 내면화되었다고 프로이트는 기술하였다.

프로이트는 이러한 과정을 부모대상, 특히 아버지와의 동일시 결과로 이해하였다. 이런 방법으로 부모 초자아의 내용, 그리고 일반적인 의미에서 사회의 태도가 아이의 내적 세상의 부분이 된다. 프로이트가 인정하였듯이 이는 큰 의미를 갖는 과정이다. 동일시는 본능의 포기를 허용한다. 즉, 남자 아이는 아버지와의 동일시를 통해 엄마를 향한 성적 요구를 수정할 수 있게 된다.

[자아와 이드(*The Ego and the Id*)] 가 출판된 지 40년도 더 지난 지금, 정신분석적 지식은 초자아 형성 전의 발달단계를 이해할 수 있을 만큼 깊어졌다. 프로이트가 말했듯이 이러한 지식은 그리스 문명 이전의 미케네 문명을 발견한 것에 비유될 수 있다(Freud, 1930).

이제 우리는 동일시가 오이디푸스 기간에 발생하는 것이 아니라 훨씬 이전, 태어나서부터 3년까지의 시기에 형성된다는 것을 안다. 이 발달 시기 동안에 발생하는 장애가 어떤 사람들에게는 결정적이라는 것이 입증될 것이다.

정체감의 첫 핵(core)의 발달은 이처럼 더 앞선 시기에 나타나고, 어떤 점에서는 나중의 초자아 형성에 비유될 수 있는 과정을 나타낸다. 여기에는 또한 한 때 부모대상이 담당했던 기능을 자아로 "가져오기"가 있다. 즉 외부 세계의 한 부분이 내면화된다. 나는 임시 대상관계 단계를 한 개인이, 어린 아이가 그러하듯 보호해 주는 부모 대리인의 존재 여부에 자신의 안전이 달려 있다고 믿는 것으로 기술하였다. 바로 여기에 실행 기능을 자아로 동화하지 못하는 실패가 있다. 즉 무엇인가를 가져오는 데 실패한 것이다.

핸드릭(Hendrick, 1951)은 초자아 발달에 선행하는 자아 형성의 더 초기 단계를 관찰하였다. 그는 초기 자아 동일시를 엄마와의 실제 대상관계 질의 결과로 기술하였다. 그는 엄마의 행위방식과 동일시하는 것을, 실행 능력을 내면화하는 것으로 기술하였는데, 이런 내면화는 외부 세계를 효과적으로 다루는 아이의 능력을 신장시킨다. 핸드릭의 가설은 직접적인 아동 관찰에 의해 확인되었다(Ritvo and Solnit, 1958).

경계선 환자의 정체감에 대한 기술에서 우리는 "사랑받는 자기"라는 감이 부재하다는 것을 알았다. 이런 환자의 발달사를 살펴보면 거의 십중팔구 생애 첫 1년과 2년 사이에 자신과 엄마 사이의 *실제(actual)* 관계에 장애가 있음이 드러난다. 바로 이런 초기 엄마환경의 실패, 즉 위니컷이 '충분히 좋은' 엄마의 양육이라 불렀던 것을 제공하는 데 실패가 있었다는 증거가 있다. 엄마환경의 실패는 환자의 초기 삶을 재구성해 보거나 전이관계를 직접적으로 관찰해 보아도 알 수 있다. 이런 사람은 분석가가 절대적인 신뢰성에서 조금만 벗어나도 과도한 민감성을 보인다. 즉, 약속시간 변경이나 약간 늦는 것과 같은 사소한 비일관성이 완전한 포기라는 즉각적인 위협으로 경험된다. 위니컷(1962)은 이러한 반응을 정신분석 관계가 환자에게 "안아주는 환경(holding environment)"이 된다는 사실의 증거로 해석하였다. 안아주는 환경은 환자가 생후 첫 몇 년 동안 받지 못했던 신뢰성과 항상성이라는 요소를 제공한다.

'안아주는'이라는 용어는 또한 뭔가 다른 것을 시사한다. 부모는 사랑뿐만 아니라 제지도 제공한다. 분노 상태에 있는 유아는 안겨질 필요가 있다. 부모는 사랑의 원천일 뿐 아니라 충동 통제를 촉진한다. 이는 초자아 형성 단계(3세~5세 사이)에서뿐 아니라 더 이른 단계에서도 마찬가지이다. 이러한 발달 과정을 세세하게 논의할 수 없지만 부모 대상관계의 질을 통해 제공되는 '맞춤', 즉 환경으로부터의 구체적인 맞춤(fitting in)이 필수적인 중요한 단계로 존재한다는 것은 명백하다. 다행스럽게도 대부분의 경우 인간에게는 두 명의 부모가 있어서 최소한의 안전이 보장된다. 즉, 어느 한쪽이 실패하면 다른 한쪽이 그 실패를 바로잡는다.

경계선 및 정신분열 환자의 경우 임시 대상관계가 지속되는데, 이를 거슬러 올라가 보면 결국 이런 실패에 도달하게 된다. 우리는 이 환자들이 사랑하면서 동시에 통제하는 부모와 동일시하지 못하고, 그 결과 자신의 자아로 함입되지 못한 기능을 수행하기 위해 외적 대상에 그토록 열렬하게 의존한다는 것에 주목한다. 이러한 상황에서 부모대상과의 동일시는 주체가 만든 것, 즉 악의적인 전지전능성의 투사에 기반한 동일시이거나 부모대상의 부정적이고 위협적인 혹은 고통스러운 특성, 즉 상상된 것이거나 실제로 존재하는 특성과의 동일시이다.

"좋은 대상"을 함입하는 데 실패가 있었다. 그러나 이런 용어는 혼란을 가져온다. 우리는 주체가 양가성을 다루기 위해 창조하는 "좋은 대상", 즉 이상화된 대상과 "충분히 좋은" 대상관계의 결과로 나타난 좋은 대상을 구분하고자 한다. 후자의 경우, 좋은 대상은 주체에 의해 만들어질 수 없다. 왜냐하면 대상과의 동일시 질은 실제 대상관계의 질에 의해 결정되기 때문이다.[14]

요약하자면, 심리 발달은 "충분히 좋은" 부모 양육을 실제로 경험

---

14) 하트만(Hartmann, 1953, p. 191)은 "좋은" 대상을 에너지 중립성(neutralization)을 촉진하는 "항상적" 대상으로 기술하였다.

한 결과에 따른 특정한 형태의 동일시를 필요로 한다. 역사적 재구성을 통해서는 언제 이러한 동일시가 일어났는지를 정확하게 산정하기가 어렵다. 다만 3~5세 이전, 초자아가 완전히 발달하기 이전이라는 것 정도만 알 수 있다.

프로이트는 초자아의 형성(부모대상과의 동일시)이 대상에 대한 본능적 요구를 부분적으로 포기하게 해 준다는 점에 주목하였다. 동일시는 본능적 요구를 묶거나 변경하며 중성화시킨다. 즉, 본능을 길들인다. 경계선 환자와 정신분열 환자에 있어서 동일시의 실패는 거친 본능적 태도를 지속시킨다. 이들에게서 우리는 거의 매번 아주 강도 높은 가학 충동을 관찰하게 된다. 어떤 경우에는 유아기적 가학성의 정도가 너무나 커서 나중의 경험으로는 거의 수정될 수 없기도 한다. 이 경우 학습의 토대가 되는 "좋은 대상"과의 동일시 능력이 발달하지 못한다. 자아 발달과 환경을 통한 만족 사이의 상호작용은 순환적이다. 이들은 서로를 강화한다. "충분히 좋은" 양육의 부재는 강도 높은 가학 태도를 낳게 되고, 이러한 태도는 역으로 환경적 상황이 개선될 때 환경으로부터 무엇인가 "좋은 것"을 "내부로 받아들이는" 과정을 방해한다.

동일시의 실패는 다른 심각한 결과도 낳는다. 이러한 개인은 무기력하게 환경에 계속 의존하게 된다. 대상 상실은 와해(disintegration)에 대한 실제적인 두려움을 갖게 한다. 불안은 전면적인데, 소멸의 느낌으로 경험된다. 이러한 점은 "충분히 좋은" 부모 양육을 경험하여 "좋은 대상"을 내면화한 사람의 그것과 대비된다. 후자의 경우 불안은 훨씬 조절된 것으로 경험되고 견디어 질 수 있다. 불안에 적용되는 것은 또한 죄의식에도 적용될 수 있다. 정신분열 환자와 경계선 장애 환자의 죄의식은 제한된 범위 없이 전면적이고, 모든 것을 마비시키는 정도로 경험된다. 그리고 즉각적인 보복적 처벌을 요구한다(Modell,

1965). 나는 타인에 대한 강렬한 부러움으로 고통받고 있는 경계선 또는 경계선 장애에 가까운 일군의 환자들에 대해 기술한 바 있다. 이들은 문자 그대로 타인이 가진 모든 것을 빼앗아 버리기를 소망한다. 이러한 환자는 정말 치료하기 어렵다. 왜냐하면 스스로가 더 나은 삶을 살 가치가 없다고 느끼고 있기 때문이다(Zetzel, 1965b를 보라).

생애 초기 "충분히 좋은" 안아주는 환경의 경험은 환경에 가하는 본능의 요구를 조절하는 데 필수적이다. "충분히 좋은" 대상을 내사하는 데 실패하면 불안과 죄의식을 견뎌내는 데도 실패하게 될 것이다. 달리 말하면, 환경이 결정적 시기에 적절한 대상을 제공하지 못하면 개인은 자아 성숙을 이루기 어려울 것이다.[15]

이러한 관찰은 생태학적 관찰과 유사하다. 환경 내 다른 대상의 "잘 맞추어진(fitting in)" 행동을 필요로 하는 발달상의 결정적 시기가 있다(Lorenz, 1965).

어떤 경우에 이러한 동일시의 실패를 되돌릴 수 있다는 것을 우리는 관찰하였다. 성공적인 정신분석 처치라면 "충분히 좋은" 부모 양육 경험을 부분적으로 제공할 수 있다. 이 때 분석가와의 동일시는 영구히 환자 자아의 일부가 되며, 이에 따라 추가적인 자아 성숙을 가능하게 한다. 어떤 경우, 경계선 장애 및 정신증 장애 환자의 잘못된, 부정적인, 또는 결함있는 정체감도 치료될 수 있다. 만약 그런 과정이 성공적이라면, 더욱 견고한 자기 이미지 및 더욱 성숙한 사랑관계 형성 능력의 발달로 이어질 수 있을 것이다. 그러나 어떤 사람에게는 이러한 일이 일어나지 않는다. 마치 결정적 시기에 있어서 환경의 실패가 문제의 핵심이라는 것을 증명하는 듯하다.

---

15) 핸드릭(1936)은 보통의 경우 동일시 과정이 강도 높은 유아기 가학성을 종결시킨다는 점에 주목하였다.

우리는 아직 이런 차이를 완전히 설명할 수 없지만, 나는 가학성의 정도, 그리고 그에 따른 보복적 처벌의 필요가 결정적 요인으로 입증될 것이라는 견해를 가지고 있다. 가학성이 지나치고, 타인을 사랑하거나 애정을 가질 능력을 소유하지 못한 환자는 환경으로부터 "무엇인가 좋은 것"을 내면으로 받아들이지 못한다. 그들은 새로운 동일시를 형성할 수 없으며 경험으로부터 배울 수도 없다. 타인으로부터 배우는 것과 타인을 사랑하는 능력은 그 근본에 있어서 유사하다. 즉, 둘 다 동일시 능력에 토대를 두고 있다. 이런 능력이 없이는 심리적 성장도 없다. 아는 것과 사랑하는 것의 과정은 아직 충분히 이해되지 못한 숨겨진 연계가 있다.

정체감과 한계의 수용

성인에게 있어서 정합성 있는 정체감이란 생애 가장 초기 "충분히 좋은" 대상관계가 있었다는 표시가 된다. 가장 초기 정체감의 핵(이 핵은 더욱 깊은 자아 성숙을 가능하게 한다)을 형성하도록 한 무엇인가가 환경으로부터 받아들여진 것이다.

사랑을 주는 부모가 내면화되어 자아의 일부가 되었다는 것, 그래서 스스로가 자신을 사랑할 수 있다는 것은 자기애의 한 측면으로 기술되어 왔다. "자기애"라는 용어는 부당하게 부정적인 함의를 가지게 된 것 같다. 왜냐하면 웰더(Waelder, 1960)가 적시하였듯이 자기애에는 긍정적 또는 적응적 측면이 있기 때문이다. 자기가 다른 사람과 구별되는 그리고 사랑받는 존재라는 인식(자기사랑의 자기애적 만족)은 외부 세계의 대상이 분리되어 있으며 파괴되거나 상실될 수 있다는 사실을 수용하게 만들어 준다(Rochlin, 1965를 보라). 이는 타인을 사랑하기 위해서는 먼저 자신을 사랑할 수 있어야 한다는 옛말과 다르지 않음을 의미한다. 이러한 가정이 옳건 그렇지 않건, 대상의 분리를 수용할 수 있는 능력을 가진 사람들은 최소한 부분적으로라도 사랑스러운 자기감을 분명하게 갖고 있는 사람이다. 만약 스스로에게 사랑을 주는 부모가 될 수 있다면 그 사람은 대상의 분리를 더욱 기꺼이 수용할 수 있다. 이것은 심리적 발달에 있어서 중대한 한 진전이다.

이는 다른 대상과 현실의 한계를 최소한 부분적으로라도 수용할 수 있게 해 준다. 프로이트는 이러한 과정을 쾌락원리에서 현실원리로의 변형이라는 관점에서 논의하였다. 여기에 대해서는 6장에서 다시 논의할 것이다. 이러한 초기 긍정적인 자기 핵의 수립은 전지전능성의 필요를 부분적으로 감소시켜 주는데, 이는 대상의 분리에 대한 부분적인 수용과 같은 의미이다.

정체감은 일화적으로(episodically) 발달한다. 정체감은 결코 최종의 과정이 아니다. 정체감은 결정적인 삶의 국면동안 누적(집적)됨으로써 성장한다. 정체감의 발달과 함께 외부 대상 및 환경과의 새로운 관계가 생겨난다. 정체감의 발달이 심화됨과 동시에 타인의 한계를 수용하는 능력이 더욱 증대된다. 그러나 이런 과정은 마지막이나 완전한 것으로 생각되지 않는다. 분리는 결코 완전히 수용될 수 있는 것이 아니기 때문이다. 자신의 전지전능성에 대한 믿음은 포기될 수 있지만, 제한 없는 힘에 대한 믿음은 "자아이상"이라는 것, 즉 미래에 성취되어야 할 무엇인가로 보존될 것이다. 어떤 사람이 미래의 파라다이스를 믿을 수 있다면 현재 삶의 제한은 수용될 수 있을 것이다. 유사하게, 부모대상의 한계에 대한 수용은 점진적이고 고통스럽게 이루어지지만, 전지전능한 대상이 존재할 것이라는 믿음은 지속된다. 종전까지 종교는 이러한 소망을 충족시켜 주는 제도적 구조를 제공해 왔다. 종교적 신념의 상실은 현대인에게 정체성 과정에 대한 특별한 긴장을 주어서 정체성 문제에 대해 강박적으로 집착하게 하는 것 같다.

타인의 한계에 대한 부분적 수용 및 분리에 대한 수용이 이루어지면 한층 성숙한 형태의 사랑능력이 수립된다. 이러한 사랑관계는 궁핍과 양가감정에도 불구하고 유지될 수 있다. 철학자 부버는 미성숙한 사랑과 성숙한 사랑의 차이를 나-그것의 관계와 나-너의 관계의 차이로 표현하였다(Buber, 1958). 나-그것 관계는 사물을 범주화한다. 그러나 나-너 관계는 독특하고, 범주화되기를 거부하는 사랑하는 사람의 독특한 특성을 인정한다.

> 그러나 사랑은 나와 너 사이에 존재한다. 모두가 아는 이것을 모르는 사람은 사랑을 알지 못한다. 지금까지 살면서 느끼고, 경험하고, 즐기고, 표현하는 감정을 사랑에 부여한다고 해도 마찬가지다. 사랑은 전 세상을 배회한다. 사랑에서 자신의 위치를 찾고 사랑으로 응시하는 사람의 눈으로 보면, 인간은 부산한 움직임에 얽혀서 꼼짝 못하는 상태에서 벗어나 자유롭다. 선한 사람과 악한 사람, 현자와 우둔한 자, 아름다운 사람과 추한 사람이 그에게는 성공적으로 실재가 된다. 즉 해방된다. 이들은 하나가 되어 전진한다. 그리고 그에게 너로서 다가선다(Buber, 1958, pp. 14-15).

사랑함에 대한 부버의 정의는 대상의 독특성, 즉 대상의 "실재" 특성에 대한 통각(apperception)을 강조한다. 부버에 따르면 사랑하는 능력은 현실을 지각하는 능력과 동맹관계에 있다. 정신분석 식으로 애기하자면, 성숙한 사랑을 위해 대상의 분리를 수용해야만 한다.

분리의 수용에 기반한 사랑관계는 분석 상황에서와 마찬가지로 주체에 의해 창조된 특성을 대상에 부여하는 작업과 관련이 있다. 더 성숙한 형태의 사랑과 임시 대상관계 사이의 본질적 차이는 지각을 통해 획득한 대상에 관한 지식을 수용하는지의 여부에 있다. 즉, "있는 그대로"의 대상에 대한 지각으로부터 획득된 지식과 주관에 의해 대상에 부여된 특성 사이의 상호 침투 또는 상호 의사소통에 있다. 임시 대상관계에서 대상의 개별성은 부인된다. 그는 그곳에 있지만 주관에 의해 창조되었다. 그의 분리된 정체성은 부정된다.[16]

사랑과 병합(merging)

분리의 수용은 정체성의 확립과 마찬가지로 결코 절대적이거나 마지막이 있는 것이 아님을 강조하고 싶다. 성숙한 사랑을 할 수 있는 능력을 갖추었다고 해도, 정체감을 확립했다 해도, 그리고 사랑하는 사람의 고유성을 받아들인다 해도 여전히 병합하고자 하는 소망, 융합하고자 하는 소망, 그리고 자신의 분리성을 잃고자 하는 소망이 있다. 사랑을 하는 사람은 자신의 내부 세계에서 발원하는 연인에 대한 이미지를 만든다. 어떤 의미에서 이는 자신의 부분을 투사한 것이라 할 수 있다. 그의 연인에게도 마찬가지의 과정이 있다. 마치 사랑의 과정이 심리적 물질의 혼합과 공유로 구성되는 것 같다. 동일시를 통해 사랑하는

16) 싱어(I. Singer, 1966)도 사랑을 유사한 방식으로 기술하였다. 그는 평가(appraisal)와 증여(bestowal)라는 개념을 사용하였다. 증여는 주체에 의한 대상의 창조에 상응하는 것이고, 평가는 대상의 실제 속성을 인정하는 것이다.

사람은 자신이 그의 연인에게 부여하는 모든 것을 다시 자신의 내부로 받아들인다. 연인의 분리성을 수용한다고 해도, 사랑이라는 과정은 늘 연결의 요소를 품고 있고 있다.

플라톤은 사랑의 기원에 관한 자신의 유명한 신화에서 이를 인정하고 있다 (프로이트의 [쾌락의 원리 저편(*Beyond the Pleasure Principle*)], 1920, p. 57에서 인용). 그는 [향연(*Symposium*)]에 나오는 아리스토파네스(Aristophanes)가 이를 언급한 원 출처라고 말한다. 원래 세 성이 있었다. 남자, 여자, 그리고 두 성의 결합체. 최초의 인간은 둥글었고, 등과 옆면은 원을 형성하고 있었다. 그는 4개의 손과 발을 가지고 있었고, 하나의 머리에 두 개의 얼굴이 있었으며 두 개의 성기가 있었다. 이들을 망신주고 이들의 힘을 약화시키기 원했던 제우스는 이들을 둘로 나누어 버렸다. 그래서 동성 간 사랑과 이성 간의 사랑은 잃어버린 반쪽을 찾는 것으로 설명된다. 이러한 고대의 신화는 융합이란 결코 완전히 포기되지 않는 더 오래된 형태의 사랑을 나타내며, 분리는 처벌의 한 형태라는 시인의 놀라운 통찰을 보여준다.

5장

"내면"과 "외부" 실재에 대한 프로이트 이전의 개념들

현실이라는 관념은 주체와 객체의 구별이 수용될 때 형성될 수 있다. 이러한 수용으로 대표되는 문화적 성취는 물활론적 세계관에서 벗어나 과학적 사고가 시작되는 심리적 토대를 제공하였다. 우리가 제안한 것처럼, 분리를 수용하게 하는 개인의 심리적 과정과 사회제도의 변화를 이끄는 과정 사이에는 유사성이 존재한다. 프로이트가 [집단심리학(*Group Psychology*)]과 [토템과 터부(*Totem and Taboo*)]에서 지적했듯이, 문화사는 개인사에 선행한다.

과학적 세계관 또는 전과학적 세계관의 출현은 그리스와 히브리라는 두 개의 주요한 문화적 전통으로 거슬러 올라간다(Frankfort et al., 1949, and Von Weizsacker, 1964). 이러한 세계관은 인간사고의 한계를 받아들여 단지 소망에 의해 환경이 변화할 수는 없음을 인정한다. 나는 히브리와 고대 그리스 두 문화가 개인을 향한 독특한 태도 덕분에 당대의 인접문명과 구별되는 것은 우연이 아니라고 믿는다.

초기 히브리와 그리스 사회는 개별성을 인정했다. 개별성이라는 관념은 너무나 우리 문명의 한 부분이 되어버려서 개인의 특성을 구분한다는 생각이 믿을 수 없을 만큼 새로운 것이었을 시기를 상상하는 것조차 어렵다. 모든 문화의 서사시에는 "수퍼맨"의 영웅적 행위가 찬미되고 있지만, 이것이 개별성의 인식과 같은 것은 아니다. 4장에서 성격에 대한 힌두의 개념은 개별성을 담고 있지 않다고 언급한 바 있다. 성격이란 사회적 가면이다. 개인은 사회에 의해 그 역할이 할당된다. 자신이 바깥 세상에 나타내는 얼굴은 죽음 이후에 폐기될 것이기 때문에 그 영향력은 미미한 것이다. 인도사상에서 페르소나(persona)라는 용어는 사람들이 단지 자신일 것 같은 모습으로 가장함을 의미한다. 성격이란 인생이라는 희극 또는 비극에서 배우가 담당한 역할을 나타내는 마스크에 불과하다. 그러므로 성격과 배우를 동일시하지는 말아야 한다(Zimmer, 1951).

도상학(iconography)에 나타난 증거를 검토해 보고, 그리스와 이집트 조각상을 비교해 보면 개별성을 향한 태도의 차이가 보다 분명해진다. 파르테논에서 가져온 프리즈(Frieze)(신전의 장식대, 지금은 대영박물관에 있음)는 개별성의 발견에 대한 그리스인들의 열광을 나타내고 있다. 말을 탄 기수, 소녀, 어린 암소 등 각각의 형상은 특징적이고 개별적인 움직임으로 포착되고 있다.[17] 이것과 이집트 무덤의 양각

17) 나는 형식을 이상화시킨 것은 그리스인들이었다는 미술사가들의 주장을 알고 있다. 이러한 관점은 그리스 예술이 개별성의 발견을 표현한다는 관점과 불일치할 수 있다. 나는 그리스 예술의 의미에 대한 진정한 묘사는 곰브리치(Gombrich, 1960)가 제공했다고 믿는다. 그는 그리스 예술을 이집트 예술과 비교하였으며, 그리스 예술이 기능면에서 혁명적임을 발견하였다. 이집트 예술은 주술적이고 종교적인 기능에서 분리될 수 없었다. 묘사된 인물들은 체스말의 통상적인 모습과 유사했다. 즉 어떤 한계 내에서 형식은 달라질 수 있었지만 상징에 할당된 의미는 고정되어 있다. 그리스 예술은 보는 이의 마음 속에 있는 이미지를 나타내려 했다는 점에서 혁명적이었다. 인간의 형태에 대한 관심, 특히 나체에 대한 관심은 개개의 신체에 대한 관심의 표현이다. 동물은 예리하게 관찰하면서도 인간에 대해서는 종래의 틀에 박힌 형상에 만족해 했던 이집트인들과 이 점을 대비시켜 보라.

에 나타난(서로가 너무나 닮아있는) 이집트 노동자에 대한 전형적인 표상을 대조해 보라.

이집트 예술은 대체로 틀에 박혀 있다. 인물들은 예외없이 관습적 공식에 부합하게 만들어진다. 각각의 인물들이 단조로운 규칙으로 서로를 닮아있다(Gombrich, 1960). 특권계급의 장례 초상화에서는 예외들이 있는데, 거기에는 개인의 얼굴 특징을 묘사하는 시도가 있다. 하지만 이러한 예술형태는 죽음 후의 삶을 보장하는 제의적인 기능과 연결되어 있지, 개별성의 개념을 드러내고자 하는 것은 아니다.

조각된 이미지의 생산이 금지된 히브리에서는 도상학적 증거가 적용될 수 없다. 하지만 구약성서라는 문헌을 활용하면, 우리는 아브라함, 이삭, 야곱, 모세 그리고 예언자들에 대한 기술에서 개별성과 인물의 특성을 식별할 수 있다. 인물의 특성에 대한 묘사는 욥기에서 가장 완벽한 표현을 찾아볼 수 있다.

히브리인의 사고는 인접한 근동[18]제국들이 가지고 있는 물활론적인 견해를 넘어서는 진보적인 것이었다. 이집트와 수메르에서는 자연과 신 사이의 구별이 없었다. 수메르에서 원시 바다는 여성 신, 티아마트(Ti Amat)였다. 이집트에서 이 원시 바다는 남성 신인 눈(Nun)이었다(Frankfort et al., 1949). "히브리 사고의 지배적 교리는 절대적인 신의 초월성이다. 야훼는 자연에 있는 것이 아니다. 대지나 태양, 하늘도 신성한 것이 아니다. 가장 강력한 자연 현상도 신의 위대함을 나타내는 수단에 불과하다(Frankfort et al., 1949)."

살아있는 신으로부터 자연을 분리하는 것은 궁극적으로 과학적 사고의 발달로 이어지는 지적 경로를 열었다(Von Weizsacker, 1964).

18) 오스만 제국이 최대 영토를 가졌을 때의 그 광역을 대체적으로 가리키는 말, 오늘날의 중동에 해당하는 지역.

초월적이고 형언할 수 없는 신에 대한 믿음이 애니미즘과 과학적 사고 사이의 가교가 되었다.

개인과 문화의 발달 모두에서 정체감은 환경으로부터의 분리를 수용(물상계를 수용)할 수 있도록 한다. 물론 그리스와 히브리 사회가 신화적이고 주술적인 사고에 대한 믿음을 포기한 것은 아니다. 하지만 이러한 사고의 영향력은 제한적이었다. 상대적으로 무력한 인간, 즉 환경을 제어할 수 없는 능력을 그리스인들은 인식하지 않을 수 없었고, 이것은 모이라(Moira, 운명의 여신, 불가항력적인 운명을 뜻함)에 대한 믿음으로 묘사되었다. 욥의 운명이 하느님과의 관계에 의해 결정되었듯, 그리스인 개인의 운명도 신과의 관계에 의해 영향을 받은 것이다. 하지만 이 두 경우 모두에서 한계의 수용이 있다. 자신의 전지전능에 대한 한계를 수용하지만 누군가가 전지전능하다고 계속 믿어야만 하는 우리 문화의 사람들과도 명백한 유사점이 있다. 이는 더 이상 종교를 믿지 않는 사람들에게서도 마찬가지이다. 정신분석의 마지막 단계에서도 환자는 여전히 분석가가 한계없는 존재라는 믿음에 집착하는 경우가 많다. 이럴 정도로 누구도 전지전능하지 못하다는 사실을 받아들이는 것은 어렵다.

주술적인 사고가 플라톤 이전의 초기 그리스적 사고에 없었던 것은 아니지만(예를 들면, 피타고라스적 사고는 신화에 흠뻑 젖어 있다), 그리스인들은 소위 프랭크포트(Frankfort)가 "괄목할 만한 관점의 변화"라 부르는 것을 성취했다. 이들이 성취한 것은 *주체와 객체의 구분을 수용*한 것이었다. 그러한 수용에 내포된 것은 내부 세계와 외부 세계의 구별이다. 즉, 이러한 구별은 주관적 지식과 객관적 지식의 차이를 망라하는 것이다.

독자는 현 시점에서 왜 한 정신분석학자가 이러한 철학적인 이슈를 어떻게든 다루고자 애쓰는지 의아해 할지 모른다. 사람들은 철학자와 정신분석학자가 서로 별개의 개념적 세계를 점유하고 있다는 입장을 가지고 있을 수 있다. 즉, 현실에 대한 "철학적인" 개념은 현실에 대한 정신분석적 개념이 아니다. 심리적 이슈에 적용된 현실과 현실검증의 문제는, 철학적인 현실과 외양의 문제 그리고 인식론의 문제와는 별개의 것이다. 그러나 싫든 좋든, 정신분석학자는 현실의 속성에 관한 형이상학적 가정을 철학자와 공유한다. 비록 프로이트가 정신분석을 창출해 냈지만, 그의 지적 가정 모두를 새로이 창출해 낸 것은 아니었다. 누구라도 그렇게 할 수 없다. 그도 우리 모두와 마찬가지로 세상을 보는 특정한 방식의 영향을 받았다. 세상을 보는 방식은 암묵적인 형이상학적 가정이라 말해지는데, 그 기원은 특정한 철학적 전통으로 거슬러 올라간다.

정신분석 이론은 이전 시기의 철학적 전통에 기원을 둔 특정 개념을 무비판적으로, 아마도 부지불식간에 받아들였다. 일례로, "대상의 표상"이란 개념은 바로 존 로크와 고전적인 감각론자(sensationalist)의 심리학으로 거슬러 올라간다. 정신과 의사와 정신분석가는 지각된 것과 상상된 것을 구별하는 능력인 현실검증의 문제가 아주 오래된 문제라는 것을 아는 것 또한 중요하다. 이 문제를 풀기 위해 서구 문명의 가장 천재적인 사람들이 참여해 왔고, 또한 이러한 시도들이 서구 사상을 형성하였다. 하나의 사고 체계로서 정신분석은 이런 전통의 특정 측면을 공유한다.

이러한 사상의 흐름을 추적하는 것은 겉핥기식으로 한다고 해도 내 능력을 벗어난다. 나는 단지 프로이트의 정신분석학적 심리학의 기본 가정의 일부가 되어버린 일부 특정 개념을 명확히 하고 싶을 뿐이다.

정신분석이 이러한 오래된 문제들에 대한 답을 우리에게 어느 정도까지 제공하는가를 고려하는 것 또한 중요하다.

플라톤

대부분의 학자들은 외관과 실재의 문제에 대한 최초 인식을 파르메니데스(Parmenides, B.C 450년경)에게서 찾는다. 하지만 서구사상에 오래도록 지속적인 영향력을 미친 것은 플라톤의 철학이다. 플라톤의 형이상학은 심지어 현대의 생물학에도 여전히 영향을 주고 있다. 일례로, 마이어(Mayr, 1963)는 "궁극적인" 실재에 대응하는 절대보편적인 유형을 말하는 플라톤 사상이 생물학의 종 분류 개념에 영향을 주고 있다는 점을 지적하였다. 현대 플라톤 학파 사람들은 변종을 단순히 외관상의 문제로 해석할 것이다. 플라톤의 절대적 유형에 대한 이 같은 믿음은 정신의학의 질병분류학에도 영향을 미치고 있다.

플라톤은 현대적 의미의 심리학자는 아니었다. 비록 그가 관찰자와 관찰되는 것 사이를 구별하는 문제에 대해 충분히 인식하고 있었을지라도, 인지와 감각의 과정과 같은 심리적인 과정의 중요성은 무시하였다. 유명한 동굴의 비유([국가론(Republic)], Book Ⅶ)에서 표현한 것처럼 플라톤에 있어서 이러한 것들은 단순한 외관의 문제였다. 플라톤은 우리에게 불을 등지고 벽을 향해 있는 동굴 속 죄수를 상상해 보라고 한다. 외부 세계에 대해 그들이 알 수 있는 것은 오로지 그림자들뿐이다. 누군가 이러한 감금으로부터 탈출해서 태양을 보는 데 성공하게 된다면, 그는 "실제 대상"에 눈이 부실 것이다. 그가 이전에 실재로 받아들인 것은 단순한 그림자에 불과했다. 플라톤에게 감각과 인지는 동굴 벽 속의 그림자와 유사한 것이었다. 궁극적인 실재는 관념, 즉 마음 외부에 계속 존재하여 온 한 무리의 대상들을 묶은 범주이다. 예를 들어(Russell, 1948) 고양이를 생각해 보자. 우리가 눈으로 볼 수 있는 것은 여러 외양을 가진 개별 고양이들이다. 그러나 이 고양이들은 신이 창조한 궁극의 고양이라는 공통된 속성을 가지고 있다. 이때 궁극의 고양이는 실재하는 것이다. 우리가 보는 개별 고양이는 단지 그 외관에 불과한 것이다.

나는 관념에 대한 플라톤 이론이 정신분석학 이론에 숨겨진 가정으로 통합되었다고 생각하지는 않는다. 하지만 우리가 여전히 고군분투하고 있는 문제인 상상과 "실재"의 구분을 플라톤도 중요한 문제로 인식하였다는 점을 아는 것이 중요하다. 비록 이 문제에 대한 플라톤의 해법이 비(非)심리학적 또는 좀더 좋게 얘기하자면 전(前)심리학적이라 하더라도 말이다.

데카르트와 마음의 개념

데카르트가 주체와 객체 간의 구별을 처음 인지한 것은 아니다. 이 구별은 앞 단락에서 기술한 것처럼, 그리스 사상에 암묵적으로 내포되어 있다. 하지만 우리가 주목했듯이, 플라톤에 있어 지각은 중요하게 고려되지 않는 부수현상이었다. 따라서 데카르트는 어떤 의미에서 지각하는 사람의 중요성을 인지한 첫 현대 심리학자였다. 마음과 신체의 이원론 뿐 아니라 마음과 물질의 이원론에 대해서도 그에게 힘입은 바가 크다. 정신분석학을 포함한 현대 심리학은 물질계의 대상(*res extensa*)과 마음의 심리적 대상(*res cogitans*) 사이의 구별에 아직 매달리고 있다. 어떻게 보면 데카르트 이후의 철학은 이러한 별개의 영역을 계속 허물려는 시도의 역사라 할 수 있다. 라일(Ryle, 1949)은 데카르트의 "신화"를 "기계 속 유령의 교리"로 경멸적으로 언급했고, 베르탈란피(Von Bertalanffy, 1964)는 데카르트의 심신 이원론이 정신신체(psychosomatic) 의학에 해결할 수 없는 문제를 만들었다고 공격했다. 그러나 약간의 수정을 가한 데카르트의 형이상학적 가정을 우리는 여전히 고수하고 있다. 정신분석학은 정신분석적 방법으로 획득한 관찰을 "마음 속" 과정과 연결시킴으로써 그 의미를 획득한다는 관점이 그것이다.[19)]

데카르트에 있어서 확실성이 있는 유일한 지식은 심리적 지식이었다.

> 따라서 우리가 의심할 수 있는 모든 것을 거부하고 거짓이라고 한다면, 신도 없고, 천국도 없고, 육신도 존재하지 않으며, 손과 발, 또는 아무런 신체도 갖고 있지 않다고 쉽게 가정할 수 있다. 그러나 이러한 것의 존재를 의심하는 우리가 존재하지 않는다고 생각할 수는 없다. 왜냐하면 생각하는 존재가 생각하는 동시에 존재하지 않는다고 생각하는 것에는 모순이 있기 때문이다. 이런 이유로 "나는 생각한다. 고로 나는 존재한다."는 이 결론은 정연한 방식으로 철학하는 이에게 일어나는 것 중 가장 우선적이고 확실한 것이다(Descartes, *Principles of Philosophy*, Principle vii).

19) 최근의 논의에서 홈(Home, 1966)은 정신분석학이 마음의 심리학이라는 점을 정확하게 지적하였지만, 그래서 정신분석학은 과학적이 될 수 없다는 옳지 않은 추론을 하였다. 정신분석학이 주로 의미를 다루므로 인문학의 한 갈래라고 그는 믿는다.

불행하게도 데카르트 심리학의 방법은 내관법에 국한되었다. 이 때문에 일부 철학자는 마음이란 그 마음을 소유한 자신만이 알 수 있다는 믿음을 갖게 되었다. 또한 철학자들은 여전히 한 사람의 마음이 다른 이의 마음을 알 수 있는지에 대해 논쟁 중이다. 프로이트는 이런 종류의 철학화에 굴하지 않았다. 케스틀러(Koestler, 1964)는 데카르트가 내관법에 무의식적인 마음을 포함시킬 수 있었다면 심리학 연구를 수백 년 정도 진전시킬 수 있었을 것이라고 지적하였다. 데카르트에 따르면, 정신과정은 사적인 자료이다. 여전히 많은 철학자들이 정신분석이 발견해 낸 것들을 무시하고 "사적인" 자료는 다른 사람에 의해 알 수가 없는 것이라는 믿음을 고수하고 있다. 예를 들어, 버트런트 러셀(Bertrand Russell)은 이러한 오랜 데카르트적인 의미에 따라 심리학을 개인정보의 영역으로 규정한다. 즉, 그는 우리가 추론 없이 알 수 있는 모든 것을 정신적인 것으로 규정한다. 공적인 자료란 "모든 사람에게 유사한 감각을 일으키고 적절한 위치에 있으면 많은 사람에게 관찰될 수 있는" 것이다(Russell, 1948). 그리고 마음에 대한 내성주의자(introspectionist) 관점을 견지하고 있는 러셀은 프로이트가 꿈의 해석에 관한 학문을 만들어낼 수 있었다는 것을 믿지 않는다. 왜냐하면 우리는 어떤 사람이 꾸고 있는 꿈의 내용이 아니라 그가 꿈꾸고 있다고 말하는 내용을 알 수 있기 때문이다. 정신분석가라고 꿈꾸는 사람이 꾸는 대로의 꿈을 알 수 있는 것은 아니다. 이런 의미에서 보면, 개인이 추론 없이 알 수 있는 무엇인가가 존재하기는 하는데, 이것은 사적인 자료에 대한 러셀의 정의에 대응되는 것이다. 비록 정신분석가가 꿈꾸는 사람의 꿈 경험을 공유하지 못하고, 보고되고 있는 꿈이 실제 꾼 꿈이라는 사실을 확신하지 못해도 정신분석가는 꿈꾸는 사람의 연상을 통해 꿈의 기능에 관하여 *추리할 수* 있다.

프로이트(1900, p 512)는 이러한 반대를 예상했었다. 그의 답변은 정신결정론의 원리에 따라 꿈을 기억하는 것과 꿈을 이야기하는 것이 제멋대로 이루어지지 않는다는 것이었다. 즉 꿈꾼 사람이 실제 일어났던 대로 꿈을 보고하든 그렇지 않든 관찰자는 꿈꾼 사람의 연상을 통해 꿈의 잠재적 내용에 도달한다는 것이었다. 이 경우 분석가는 사적 정보인 꿈을 마치 공적 정보인 것처럼 다루고 있는 것이다. 정신분석학이 주체와 객체 간, 마음과 물질 간의 구별을 고수하지만, 이에 따라 인간이 확실하게 알 수 있는 것은 자신의 생각뿐이라고 말한다. 그러나 이것은 인간의 자존심 때문이라는 것을 프로이트는 보여주었다. 이것이 사실이 아니라는 것, 즉 자신의 생각조차 확실하게 알 수 없다는 것을(왜냐하면, 자신의 생각도 부분적으로 무의식적인 것이기 때문에) 인정하는 것은 인간에게 무척 고통스러운 일이다.

데카르트는 특정한 생각들을 타고난, 선천적인 것으로 믿었다. 이 장 후반부에서 이 주제로 다시 돌아갈 것이다. 데카르트에 의하면, 마음 바깥의 실재와 관념의 대응은 전지전능하고 자비로운 신이 마음 바깥의 실재를 표상하도록 우리 마음을 만들어 주었다는 가설에 근거해 보증된다(Barrett, 1962). 이 의미에서 인간은 신으로부터 전능함을 차용해 공유하고 있다. 비록 자신의 전지전능함의 한계를 부분적으로 인정하게 됨에도 말이다.

로크와 대상표상의 개념

비록 로크(Locke)는 생득적 관념의 존재에 대한 데카르트의 믿음에 반대하였지만, 마음과 물질의 데카르트적 이원론은 영속시켰다. 로크의 심리학, 특히 마음 속에 물리적 대상을 표상한다는 개념을 검토하는 것은 중요하다. 왜냐하면 표상심리학의 몇몇 요소는 정신분석학적 사고체계 내에 유지되어 왔고, 없앨 필요가 있기 때문이다.

로크는 데카르트가 그랬듯, 내관법을 고수하였다. 이 방법은 그들에 앞선 스콜라 신학자의 자기반성적 검토 방법으로부터 진화한 것이다. 이 방법으로 그는 자연과학의 성취에 필적할 만한 정신과학을 이루기를 희망했다. 물리학은 물질의 기본 입자인 원자를 설명했는데, 거기에서부터 물리적 세계의 더 복잡한 설명이 파생될 수 있다. 유사한 방식으로 로크는 우리가 "단순 관념"을 정신 과학의 "원자"로 간주하기를 제안했다. 말하자면, 이러한 단순 관념으로부터 우리는 보다 복잡다단한 마음의 구조에 대한 이해를 유도할 수 있을 것이다 (로크, "[인간에 관한 에세이(An Essay concerning Human Understanding)]"). 데카르트가 마음 속 관념과 외부 세계의 대상 간의 대응이 전지전능한 신의 존재에 의해 보장된다고 믿었던 것을 기억할 것이다. 데카르트에게 마음은 본질적으로 수동적인 용기이다. 로크는 생득적 관념이 존재한다는 데카르트의 견해에 반대하였지만, 마음을 근본적으로 수동적이라고 보는 견해는 유지하였다. 이런 점은 "밀랍 서판(waxed tablet)"이라는 마음에 대한 그의 유명한 메타포에서도 알 수 있다. 로크는 마음 속 대상과 물리적 공간 내 사물 간의 대응을 설명하기 위하여, 피조물을 속이지 않는 자애로운 신이라는 데카르트의 설명을 들먹이지 않았다. 대신에 그는 마음 속 대응 관념을 유도해 내는 물리적 세계 내 대상의 동력(motive power)을 강조했다.

> 물질대상로부터 나오는 입자는 인간의 감각기관을 타격해서 신경계에 연쇄적인 효과를 일으킨다. 그 결과, 최종적으로 애초

의 입자와는 종류가 다른 하나의 실체를 생성한다. 그것이 바로 마음 속의 관념이다[I. Berlin(1956)의 논의에서].

로크는 마음을 완전히 수동적인 것으로 여기지는 않았다. 마음이 복수의 "단순" 관념을 통합하여 새롭고 복합적인 하나의 관념을 형성할 수 있다는 점에서 그는 능동적인 힘을 인정하였다. 나아가, 그는 향후 심리학에서 매우 중요시될 관념의 연합이라는 개념을 소개하였다. 이것은 마음의 행위를 암시한다. 비록 그와 같은 주체의 행위가 인정되더라도, 그것은 최소화된다. 왜냐하면 보다 복잡한 관념은 궁극적으로 복수의 단순 관념으로 추적될 수 있기 때문이다. 이런 단순 관념은 외부 대상으로부터 나오는 입자에 의해 마음에 찍힌다.

그의 심리학은 물리적 대상과 마음 속 표상 간의 단순 대응이 존재한다는 믿음을 특징으로 하는 원자적 감각주의로 기술될 수 있다. 이러한 대상표상은 물리적 세계의 기본 입자로 비유되는 근본적인 실체이다.

다소 의아하게 들릴지 모르겠지만 이러한 개념들은 놀랄 만큼 오래도록 지속되고 있다. 이 개념들은 영국의 철학적 전통에 의해 계승되었으며, 이어 프로이트의 정신분석 이론으로 어느 정도 통합되었다. 다른 사람도 아닌, 앞선 무미건조한 내관주의 심리학을 파괴한 프로이트가 이 초기 전통의 특정 사고방식을 적게나마 유지하고 있다는 것은 아이러니가 아닐 수 없다. 이 점은 인간의 초기교육의 영향을 나타내는 것이다. 인간은 자신이 습득한 지적 유산을 완전히 저버릴 수가 없다. 프로이트는 이론적으로 가장 중요한 기여라 할 수 있는 [무의식(*The Unconscious*)](Freud, 1915b)에서 대상표상이라는 로크의 개념을 사용하였다. 이 에세이에서 프로이트는 의식, 전의식, 무의식이라는 심리

체계의 차이를 기술하고자 시도하였다. 정신분열의 심리를 예로 들면서 프로이트는 전의식 체계의 기능인 언어적 "대상표상(vorstellung)"과 무의식 체계의 기능인 "물 표상(thing presentation)"을 구별한다. 몇몇 정신분열 사례에서 프로이트는 대상에 대한 언어표상은 유지되는 반면 무의식의 "물 표상"은 "상실"됨을 관찰했다. 다시 말해, 어떤 경우에 있어서는 환자가 인간대상과의 관계를 상실하고, 대상을 지칭하는 단어로 그 대상을 대치한다는 것을 프로이트는 관찰하였다.[20] 이 개념들을 따라 잡기가 쉽지 않아서 프로이트의 표준 저작(*Standard Works*) 편집자들은 프로이트가 실어증에 관한 초기 신경학 논문에서 대상표상이라는 개념을 아래와 같이 정의하였다는 데 주목한다. 아래는 이를 인용하여 제시한 것이다(Freud, 1891).

> 단어는 다양한 인상(impressions)으로부터 형성된 복잡한 개념이다. 즉, 그것은 시각, 청각, 그리고 운동감각로부터 기원된 요소들이 투입되는 복잡한 연합 과정으로 이루어진다. 그러나 최소한 우리가 우리의 의견을 명사로 제한한다면, 단어는 대상의 '관념(개념)'과의 연합을 통해서 그 의미를 얻게 된다. 대상에 대한 관념이나 개념은 다양한 시각, 청각, 촉각, 운동감각 그리고 기타 인상이 연합된 또 다른 복합체이다. 철학적 가르침에 따르면, 대상의 개념은 그 외에 아무것도 포함하고 있지 않다. 즉, 우리의 감각을 통해 전해진 사물의 외양, 즉 속성에는, 이와 같은 대상으로부터 받은 감각적인 인상들의 연합에 새로운 인상이 더 추가될 수 있다는 사실이 내포되어 있다(John

20) 이 점에 대한 추가 논의는 4장을 참조하라.

Stuart Mill) [p. 77].[21)]

프로이트는 존 스튜어트 밀(John Stuart Mill)의 저술에 익숙해 있었다. 밀은 영국 최고의 경험주의자이자 표상심리학자였다. 여기서 프로이트는 로크의 대상표상 개념을 비판 없이 수용한다. 로크는 마음 속에 대상표상을 유도해 낸 물리적 대상에 대응되는 "원자적" 물 자체로 대상표상을 파악한다.

우리는 여전히 대상표상이라는 용어를 필요로 한다. 왜냐하면 우리는 물리적 공간에 있는 대상이 아니라 심리적 대상을 이야기하고 있기 때문이다. 그러나 이런 용어는 표상심리학의 불행한 함의를 여전히 내포하고 있다. 표상심리학에 있어서 주체란 물리적 대상으로부터 나오는 것을 수동적으로 수용할 뿐이다. 즉, "마음 속"에서 대상표상은 기본 실체(simple entity)이다. 대상표상 개념은 이제 정신분석 이론 내에 확고하게 자리잡혀 있다. 예를 들어, 저명한 정신분석 임상가인 제이콥슨은 "자기표상과 대상표상"이라는 개념을 빈번히 활용하였다. 비록 그녀가 마음을 수동적 도구로 생각하지 않고 자아와 대상에 대한 단순한 원자론적인 개념을 믿지도 않지만, 그런 용어를 사용하는 것은 표상심리학에서 도출된 이미지를 영구화시키는 것이다. 제이콥슨은 "자기"와 "대상" 표상이라는 용어를 그녀의 대상관계 이론의 중심부에 두고 있다(Jacobson, 1964). 의도된 것이든 아니든, 이것은 마음 속에 별개의 분리된 구조(표상심리학의 개별적이고 원자적인 실체에 대응하는)가 있다는 관념을 영속화시킨다("자기"표상에 대한 정신분석적 이론을 검토하려면 9장을 참조하라).

21) 프로이트는 여기서 존 스튜어트 밀의 논리작업을 참조한다.

흄과 "현실 체계"

일단 주체와 대상 간의 구별이 수용되면, 플라톤 이전의 그리스적 사고가 그랬던 것처럼 내부 현실과 외부 현실 간의 차이, 즉 상상과 지각 간의 차이가 고려되어야 한다. 대부분의 위대한 철학자들이 이 문제를 고려한 것 같고, 독자들은 그들의 생각을 검토해 보는 데 어려움이 없을 것이다. 하지만 우리는 흄(Hume)의 설명을 검토할 것이다. 그의 생각이 프로이트의 생각에 영향을 주었을 것이기 때문이다. 흄에 따르면, 지각의 결과로 실재하는 것으로 받아들여지는 관념과 단순히 상상되는 관념 간의 구분은 양적 요인, 말하자면 관념의 강도나 생생함에 토대를 두고 있다. "상상(관념)은 기억(관념)으로 여겨질 정도로 강한 힘과 생생함을 획득하여, 기억(관념)이 믿음과 판단에 미치는 영향을 상쇄할 수도 있다(흄, [인간본성론(*A Treatise of Human Nature*)], p. 79)." 흄은 또한 "기억관념은 힘과 생생함을 잃으면 상상관념으로 여겨질 정도로 퇴보할 수 있다."고 기술하였다(p. 78).

프로이트는 [자아와 이드(*The Ego and the Id*)](1930, p. 23)에서 비슷한 정량적 설명을 하고 있다. 프로이트는 강렬한 관념을, 과잉카테시스(hypercathexis)된 것으로 간주한다. "사고 과정에 과잉카테시스가 일어나면, 사고는 외부에서 온 것처럼 실제로 지각되고, 결과적으로 사실로 받아들여진다."

흄 또한 현실 관련한 마음의 체계에 관해 이야기한다. 현실검증 기능과 관련한 심리적 체계라는 개념은, 기능들의 조직화된 체계를 의미하는 자아라는 정신분석 개념의 출현을 예고하였다. 프로이트가 흄의 이런 생각을 알고 있었는지 모르겠지만, 그와 유사한 생각이 초기 교육에서 형성되었을 가능성이 있다. 이제 흄의 [인간본성론(*A Treatise of Human Nature*)](p. 99)의 일부를 인용하고자 한다.

> 기억에 나타나는 것이 무엇이든 즉각적인 인상과 유사한 정도의 생생함으로 마음을 강타한다면, 그것은 모든 마음의 작용에서 매우 중요한 것(of considerable moment)이 되어야 하며, 허구에 불과한 상상 이상의 그 무엇으로 두드러져야 한다는 것은 자명하다. 우리는 우리 내부의 지각이나 감각 중 어느 하나에 이러한 기억 관념 또는 인상들로 이루어진 체계를 형성하여 우리가 기억하는 것이면 무엇이나 실제 일어났던 것으로 파악한다. 그리고 현재의 인상에 관여되어 있는 그 체계의 모든 요소를 우리는 실재라 부른다.

흄이 이야기하는 심리체계 개념은 정신분석의 심리구조 개념과는 매우 다르다. 정신분석가와는 달리 흄은 여전히 마음을 수동적 도구로 생각하고 있다.

칸트는 마음이 물리적 대상으로부터 발산된 것을 수용하는 수동적 기관일 뿐 아니라 그 반대로 물리적 대상에 대한 지각을 능동적으로 구조화하기도 한다는 것을 이해한 최초의 철학자이었다.

칸트 그리고 마음의 구조

우리는 프로이트가 어느 정도나 칸트(Kant)의 철학에 영향을 받았는지 알지 못한다. 교양을 지닌 유럽인으로서 프로이트는 칸트의 업적을 스쳐 지나가는 것 이상으로 보다 깊이 알고 있었을 것이다. 몇몇 경우 그는 직접 인용을 통해 칸트의 업적에 대한 지식을 보여주었다. ([무의식(*The Unconscious*)](Freud, 1915b) 과 [피학증의 경제적 문제(*The Economic Problem of Masochism*)](Freud, 1924b, p. 167)에서, 프로이트는 칸트의 범주적 정언명령과 초자아 개념을 동일시하고 있다.)

칸트는 우리 모두에게 알려지는 객관적 현실이 반드시 인간 마음의 본질적 구조와 합치하여야 한다는 혁명적 주장을 하였다(Greene, 1929). 칸트는 마음을 능동적인 도구로 생각하였으며, 전임자들과는 달리 *마음의 한계를 수용했다.* 이성을 통해 모든 실재를 파악할 수 있다(전지전능한 신에 의해 보장된다)는 이전의 가정은 어설프게 포장된, 사고의 전지전능에 대한 믿음이었다. 신의 전지전능을 공유하는 것은 사실 전지전능을 소유하는 것이다. 칸트는 (우리가 오늘날 생물학적 구조라 말하는) 마음에 내재해 있는 구조가 이해될 수 있는 실재의 영역을 제한한다고 믿었다. 칸트는 데카르트가 그랬던 것처럼(그러나 로크는 믿지 않았던) 생득적 관념 또는 선험적 관념의 존재를 믿었다. 칸트는 "모든 우리의 지식이 경험과 함께 시작된다고 해도 그것이 경험으로부터 발생한다는 것은 아니다"라고 했다(Kant, [순수이성 비판에 대한 고찰(*Introduction to Critique of Pure Reason*)]). 생득적 관념에 대한 믿음은 일부 현대 심리학자들에게 구식처럼 보일 수 있다. 그러나 동물행동학자(Lorenz, 1963)의 관찰이나 정신분석적 관찰은 아직 경험하지 않은 환경에 대해 유전적으로 물려받은 정보가 존재한다는 것을 나타내고 있다. 안나 프로이트는 아동에 대한 직접적인 관찰을 토대로, 아동에게는 생득적으로 수행되는 태도가 존재하는데, 이것은 삶의 경험에서 기원하는 것이 아니라 삶의 경험에 의해 자극되는 것이라고 기술하였다. 예를 들어, 그녀는 부모에 의해 양육되지 않고 생후 열흘 정도에 병원에서 보육원으로 이송된, 그리고 성인이 성교하는 행위를 관찰할 기회를 갖지 못한 어린 아이들이 성교 모방 놀이를 하곤 하는 것을 관찰하였다.

(개인과 문화 내에서) 주체와 객체의 구분을 수용하는 것은 오로지 점진적으로 그리고 힘들게 획득된다. 인간은 "자연"을 자신의 소망대로 만들 수 없는 무생물이라는 사실을 마지못해 받아들였다. 자신이 전지전능하다는 신념을 점진적으로 포기하지만 동시에 전지전능한 힘은 존재하며 적절한 조건 하에서 신의 전능함 또는 신의 대리인인 성직자들의 전능함이 공유될 수 있다는 지속적인 믿음이 또한 존재한다. 칸트가 이런 믿음을 그 종착점까지 가져왔다는 것은 그의 영원한 업적이다. 칸트는 신의 존재를 믿었으나 신이 그의 전지전능함을 인간과 나눌 것이라고는 믿지 않았다.

칸트는 인간 한계의 수용을 기반으로 내부의 주관적 경험과 외부 현실을 구분하였다. 칸트에게 있어서 주관적 경험과 객관적 경험의 결정적 차이는 감각적으로 지각되는 것의 공간적 또는 시간적 패턴을 *통제하거나 결정할 수 있는* 능력이다(Greene, 1929). 인간은 주관적인 소망을 통제할 수 있으나 자기 외부의 것은 통제할 수 없다.

> 경험의 대상은 의지의 작용으로는 바뀔 수 없는 공간적이고 시간적인 질서를 부여받은 것이다. 즉, 어떤 사람이 이동 중인 선박이나 의자를 지각할 때 그는 그 지각을 변경할 수 없다. 하지만, 그는 자신이 소망하는 어떤 의자를 상상할 수는 있다. [Greene에서 인용, 1929].

프로이트도 유사한 경로를 따라 추론하였다. 하지만 그는 그 예를 바꾸어 버렸다. 칸트에게는 이동 중인 선박의 이미지와 같은 감각 경험은 상상에 의해 통제될 수 없는 것이었다. 프로이트에게는 소망한다고 해도 그 방향을 바꿀 수 없는 것이 내부 환경, 즉 본능의 요구였다. 그는 내부와 외부를 구별하는 유아의 능력을 다음과 같이 기술하였다.

> 신경에 자극을 받고 있으나 아직 세상에 대한 지남력이 없는, 거의 전적으로 무기력한 유기체의 상황에 있다고 우리 스스로를 상상해 보자. 이 유기체는 곧 처음으로 구분을 하고 지남력을 가지게 될 위치에 있게 될 것이다. 한편으로, 이 유기체는 근육을 움직임으로써 회피할 수 있는(도망) 자극을 알게 될 것이다. 이 유기체는 이 자극을 외부 세계에 속하는 것으로 간주할 것이다. 다른 한편, 이 유기체는 그와 같은 근육의 움직임으로도 회피할 수 없으며 지속적인 압력의 특성을 갖는 자극을 알게 될 것이다. 이러한 자극은 내부 세계의 신호, 즉 본능적 욕구이다. 살아있는 유기체라는 지각적 실체는 근육 운동의 효과 여부에서 '외부'와 '내부'를 구별하는 근거를 발견한다[Freud, 1915a. p. 119].

많은 현실들

정신분석은 현실에 대한 사회적이고 상대주의적인 해석 모두를 수용한다. "현실"이라는 속성은 외부 세계에 관한 추론의 공유를 의미한다는 점에서 사회적이다. 이 견해는 윌리엄 제임스(William James)에 의해 예견되었는데, 그는 복수의 현실, 즉 현실의 하위우주들

(subuniverses)을 언급하였다. 그는 감각의 현실, 즉 물리적 대상으로 구성된 일상적인 세상이 있다고 진술하였다. 말하자면, 그가 "종족 우상(즉, 신화와 환상의 공유)"이라 불렀던 세상 뿐 아니라 과학이라는 하위우주도 존재한다(James, 1890).

물리학자 에딩턴(Eddington)은 그의 유명한 두 탁자의 비유를 통해 상식적 경험의 현실과 과학의 세계를 비교했다. 첫 번째 탁자는 우리에게 친숙한 일상생활 속의 실체가 있는 탁자이다. 두 번째 탁자는 과학적 탁자이다(Eddington, 1928).

> 나의 과학적 탁자는 대체로 텅 비어 있다. 그 공허 속에서 드문드문 흩어져 있는 것은 엄청난 속력으로 돌아다니는 수많은 전하들이다. 하지만 그것을 합친 크기는, 탁자 자체의 크기의 십억 분의 일보다 더 작다.

우리는 에딩턴의 첫 번째 탁자가 그의 두 번째 탁자보다 "더 현실적"이라고 말할 수 없다. 제임스는 두 개의 탁자는 현실의 서로 다른 하위우주에 속한다고 말할 것이다. 즉, 이들은 현실을 구조화하는 다른 방식을 나타낸다.

첫 장에서 우리는 과학의 역사에 관한 쿤(Kuhn)의 작업을 언급했다. 그는 현실이란 과학자들이 공유된 도식이나 패러다임에 부합하도록 구조화한 것이라고 말할 것이다. 쿤에 따르면, 과학이란 "더 맞는" 현실을 발견하는 것이 아니라 관찰이 보다 더 적절히 맞아 떨어지도록 그 패러다임을 변화시키는 것이다. 각각의 과학 혁명에서 자연은 서로 다른 양상으로 파악된다. 쿤은 새로운 패러다임이 수용될 때 일어나는 암묵적인 불연속성을 강조한다. 거기에는 세계관의 근본적인 수정이 있다. 이와 유사한 견해가 예술사라는 완전히 다른 영역에서도 제시되었다. 곰브리치(Gombrich, 1960)는 예술의 역사에서 화가들이 단순히 자연을 모방하던 시기가 있었다는 생각을 배격한다. 이러한 전통은 숙련된 예술가라면 충분히 복제해 낼 수 있는 절대적인 현실이 존재한다는 데 대한 믿음을 바탕으로 하고 있다. 곰브리치는 이것이 예술에는 적용되지 않는다는 것을 보여 주었다. 왜냐하면 "자연"으로 받아들여지는 것은 양식상의 관습(stylistic convention)에 의해 결정되기 때문이다.

자연은 모방되어지는 것이 아니라 어떤 공유된 도식 또는 전통적인 도식에 부합하도록 분류되거나 해석되는 것이다. 워프(Whorf, 1956)도 현실에 대한 이와 같은 견해를 피력하였다. 그는 언어의 구조가 "현실"이 어떻게 해석되어야 할지를 결정하는 엄격한 도식으로써 작용한다고 본다. 이 모든 견해는 마음의 행위가 "현실"의 속성을 구조화한다는 칸트의 믿음을 어느 정도 공유한다. 나는 또한 이 책 전체에 걸쳐 현시대의 가장 뛰어난 칸트 철학 연구자인 캐시러에게 많은 빚을 지고 있음을 밝힌다.

보다 쉬운 이해를 위해, 이러한 현실의 많은 영역을 공적인 것, 사적인 것, 형태를 쉽게 바꿀 수 없는 자율적인 것, 그리고 이와 대조로 훨씬 가역적인 것의 네 가지 관련된 세트나 범주로 나눌 수 있다. 같은 종의 구성원으로서 우리는 환경과 관련된 유전적 정보를 공유하지만, 시인 블레이크(Blake)는 "바보가 보는 나무는 현자가 보는 나무와 같지 않다."라고 썼다. 이 시인이 파악하듯, 공적이고 공유된 것과 대조되는 것으로 세상에 대한 사적인 개인 특유의 시각이 존재한다.

비록 자율적인 지각기구의 발달에는 개인차가 있지만, 대부분의 경우 그 차이는 그리 크지 않다. 스피츠(Spitz, 1945)가 시설에 수용된 유아들의 몇몇 사례에서 기술하였던 바와 같이, 모성 양육의 부재로 인해 자아기구가 발달하지 못했거나 스스로 쇠퇴한 경우는 그 예외가 될 것이다.

우리의 유전적인 유산은 자아기구에 어떤 제한을 가한다. 그 제한이란 환경으로부터의 어떤 자극에는 반응을 보이지만, 어떤 자극은 배제하는 선택적 능력을 발휘할 수 있게 하는 제한이다. 이것은 각 종이 제한된 환경 영역에만 반응한다는 웩스퀼(Von Uexküll, 1934)의 제안과 유사하다. 따라서 현실을 이해하는 마음의 능력에는 생물학적으로 제한되고 한계가 설정된 측면이 존재한다. 그러나 문명과 생물학을 대조시키는 것은 잘못된 것일 수 있다. 왜냐하면 우리의 계통발생적인 유산 역시 문화를 창조하는 능력을 제공하기 때문이다.

앞서 우리는 네안데르탈인에게는 생소했던 크로마뇽인의 동굴벽화가 부분적으로 상징적 사고를 창조하고 이해할 수 있게 해 주는 유전적 변이를 반영한다는 점을 살펴보았다. 현대의 언어학 연구(Chomsky, 1965)도 유사한 결론에 도달한다. 왜냐하면 문장에 의미를 할당하는 능력은 너무나 복잡한 기능이어서, 말하기를 배우고 있는 아이가 순전히 경험으로 소리에 의미를 할당하는 법을 배우는 일은 거의 불가능하기 때문이다. 우리는 아동이 유전적으로 전달받은 정보를 가지고 있어서 말이라는 일련의 소리에 의미를 할당할 수 있다고 가정할 수밖에 없다. 다시 말해서, 이 과제는 너무나 복잡해서 단편적으로 습득될 수 없음이 분명하다. 문장들은 생득적인 구조를 가지고 있다. 이 구조를 이해하는 능력, 즉 의미를 할당하는 능력은 아마도 유전적으로 결정될 것이다. 물론 언어의 내용은 학습되어야 한다. 촘스키(Chomsky)가 지적하듯, 현대의 언어 연구는 생득적 관념에 대한 데카르트의 믿음이 타당하다는 것을 확인하고 있다. 그래서 어떤 의미에서 언어는 사적으로 구조화된 현실에 대비되는 공적이고 공유된 현실 구조를 제공한다.

하지만, 또 다른 의미에서, 블레이크(Blake)가 증언하듯, 현실의 구조화는 사적으로 남는다. 다음 장에서 논의하겠지만, 개인의 현실과의 관계와 현실검증 능력(즉, 소망과 지각을 구별하는 능력)을 결정하는 마음의 구조는 생애 초기 사랑관계의 질 그리고 현재의 사람들이 그에게 제공하는 만족 모두와 불가피하게 얽혀 있다. *이전의 능력심리학이 함의하는 바와는 달리, 아는 능력과 사랑하는 능력은 완전히 별개의 기능이 아니다.*[22]

22) 사랑하는 능력이 손상된 일부의 사람들이 인류의 지식 축적에 기여한 바 있다는 사실은, 이 진술의 예외 경우가 될 것이다. 정신분석적 관찰에 따르면, 이러한 몇몇 창의적인 사람들은 타인에게 배우는 학습능력이 손상되어 있음을 시사한다. 그들은 자신의 환경을 스스로 창조하듯 지식도 스스로 창조하는 경향이 있다(3장 참조).

6장

대상사랑과 현실의 구조화

전 장에서 기술했던 것처럼 현실의 조직(organization of reality)은 부분적으로 사회적 현상이다. 그런 만큼 다른 사람들과의 관계를 결정짓는 마음의 구조와 분리될 수 없다. 만약 다른 사람과 동일시할 수 없다면, 또는 다른 사람의 존재를 인정할 수 없다면, 그는 현실에 대한 사회적 구조화에 참여할 수 없다. 여기서 우리는 성숙한 대상사랑을 고통스러운 현실을 수용할 수 있는 능력의 발달과 일치하는 것으로 기술하려 한다. 이런 능력은 겉으로 보기에는 분리된 다른 기능으로 보이지만 근본적으로 밀접하게 관련되어 있다.

동물의 발달과 인간의 발달을 비교하는 것은 이러한 복잡한 이슈를 초점화하는 데 도움이 된다. 나는 앞서 제시했던 바를 개관할 것이다.

현대 동물행동학은 아직 경험하지 못한 환경에 대한 정보가 유전적으로 전달된다는 것을 보여주고 있다. 유기체의 생존 필요에 따라 환경을 분류하거나 구조화하는 능력의 발달은 신체기관의 발달에 비교될 수 있다. 로렌츠(Lorenz, 1963)는 이런 행동적 구조를 기관이라고(인용부호 없이) 불렀다. 많은 종, 특히 사회적 동물들에게 있어서 타고난 행동기관의 정상적 발달은 같은 종 내 다른 구성원들의 행동에 의존한다. 행동기관이 정상적으로 발달하기 위해서는 특정 시간 내 다른 구성원의 특정행동이 필요하다.

아마 인간에게도 결정적 시기에 다른 인간의 맞춤 행동(fitting in)을 필요로 하는 유전적으로 결정된 행동기관의 흔적이 있을 것이다.[23] 한 예로 적절한 음식과 위생은 보장되었지만 부모양육(mothering)이 박탈된 입원 유아들이 자아 발달에 심각한 지체를 보인다는 것을, 스피츠(Spitz)는 관찰하였다. 그의 관찰은 다른 연구에 의해 검증되었다(Provence and Lipton, 1962; Provence and Ritvo, 1961).

이와 유사한 관찰은 하트만(Hartmann)의 자율적 자아 발달 개념에서도 이해될 수 있다. 우리는 더 이상 프로이트가 주장했던 것과 같이 자아가 전적으로 본능과 환경 사이의 갈등의 결과로 생성된다는 것을 믿지 않는다. 더 하등한 동물에서도 발견될 수 있는 몇몇의 자아기능이 있다. 이 기능은 물려받은 것으로, 그 발달에 있어 갈등에 의한 영향은 상대적으로 받지 않는다. 이 자율적 구조의 쇠퇴 또는 위축은 유아기 초기에 그들을 보호하는 인간의 부재와 같은 매우 극단적인 조건에서만 발생하다. 이런 종류의 유기를 경험하는 아이들은 아동기 정신분열증을 갖게 될 것이다. 대부분의 성인 정신분열 환자와 경계선장애 환자에게 유아기 때 그런 전적인 유기가 있었다는 증거는 발견되지 않는다. 이들의 성장사를 통해 재구성해 볼 수 있는 것은 양육환경

23) 동물행동학이 발견한 사항을 정신분석학 내에 통합하려는 시도가 최근 한 심포지움의 주제였다(Tidd, Bowlby, and Kaufman, 1960)

(maternal environment)의 부재가 아니라 양육환경의 실패이다. 나는 이들에게 있어서 소위 자율적 자아기능은 상대적으로 정상적인 발달을 해 왔다고 믿는다.

지각기관의 자율적 발달에 의한 현실의 구조화는 사람들 사이에 큰 차이 없이 동일하다. 물론 신체 특성에 있어 개인차가 존재하지만 이 차이는 별로 크지 않다. 그러나 인간의 아이는 다른 종의 동물보다 환경적 위험에 대한 지식을 부모에게 더 많이 의존한다. 인간의 아이에게 가장 큰 위험은 부모와의 분리이다. 그러나 아동은 부모와의 실제 물리적 분리를 두려워할 뿐만 아니라 부모에 대한 자신의 본능적 요구도 두려워한다. 이런 본능적 요구는 부모와의 관계를 위태롭게 해서 결국 불안에 이르게 할 것이다.[24)]

이러한 연장된 의존에 기인한 매우 복잡한 두 가지 측면의 현실 구조화가 있다. 한편으로, 아이는 생존에 필수적인 환경의 위험에 대한 지식을 부모로부터 제공받는다. 이러한 의미에서 엄마는 아이의 가장 초기 환경이다. 아이는 엄마에게 의존하면서 특정 집행기능을 수행하는 능력을 점차 갖추게 된다. 다른 한편으로, 지나친 의존이라는 바로 그 조건이 불안을 일으키고 자신만의 내부 세상을 창조하도록 한다. 왜냐하면 상실과 유기의 두려움(Rochlin, 1965)은 아이의 소망과 보다 일치하는 다른 하나의 세상, 즉 상징과 상징화되는 대상이 상호결합되는 주술적 세상을 창조하도록 하는 동기적 힘을 제공하기 때문이다. 이 세상에서 분리와 죽음은 부인된다. 왜냐하면 대상의 상징을 소유하고

24) 분리불안을 동물행동학적인 기제로 해석하는 보울비(Bowlby)의 시도(1960)는 하등 동물의 매우 한정된 본능과 보다 가소성 있는 본능적 과정 사이의 차이를 무시한 것이다. 분리불안은 인간이 가진 특징적 기제들과 하등 동물로부터 물려받은 다른 자동성(automatisms) 사이의 상호작용을 반영한다. 이와 비슷한 비평을 보려면, A. Freud, Schur, 그리고 Spitz(1960)의 보울비에 대한 논의를 보라.

있다는 것이 대상 그 자체의 존재를 보장하기 때문이다. 아이가 내부 세상을 창조하는 데 상징을 사용한다는 패러다임을 이해하기 위해 아이의 놀이에 대한 프로이트의 기술을 상기해 보자. 침대 옆으로 실패를 늘어뜨렸다 다시 감는 행동을 반복하는 아이를 기억할 것이다. 이런 주술적 행동을 통해 아이는 엄마가 오고 가는 것을 통제할 수 있다는 환상적 세상을 창조하고 있었다.

앞서 우리는 지각으로부터 획득된 지식과 주술적 사고 사이에 상호 침투가 있을 수 있으며, 또한 지각을 통해 습득한 지식이 부인될 수 있다는 논의를 하였다. 프로이트는 아이의 게임을 문화적으로 큰 성취라고 얘기했다. 왜냐하면 그것이 본능 포기, 즉 아이로 하여금 엄마가 사라지는 것을 허락할 수 있게 해 주기 때문이다. 아이의 주술적 사고가 적응적 기능을 한 것이다.

주술적 사고의 기능이 덜 적응적인 병리적 예도 있다. 이 경우, 현실의 고통스러운 측면은 완전히 부인되어서 프로이트가 자아의 분열이라고 기술했던(Freud, 1927, 1940b) 것과 같은 상태에 이르게 된다. 나는 성숙한 사랑을 할 수 있게 해 주는 구조들이 제대로 발달하지 못한 결과로 자아의 분열이 지속된다고 이해하였다. 이로 인해 발달지체가 일어나 임시대상의 단계에 머무르게 된다. 4장에서 나는 발달지체는 좋은 부모대상과의 동일시 실패의 결과일 수 있다고 제안하였다. 즉 "안아주는 환경"을 제공하지 못하면 동일시 실패가 나타난다. 이런 실패는 엄청난 결과를 낳는다. 동일시 실패는 '좌절을 견딜 수 없음', '사랑하는 대상의 한계를 견딜 수 없음'과 같은 길들여지지 않은 본능적 요구가 지속되도록 한다. 이런 '견딜 수 없음'은 세상으로 확장되고, '현실의 고통과 좌절을 수용할 수 없음'으로 경험된다.

우리가 관찰했던 환자들은 사랑과 증오의 균형이 파괴적 본능 쪽으로 기울어지는 것처럼 보였다. 이런 사람들은 태어날 때부터 더 많은 정도의 파괴적 본능을 부여받았으며, 그 결과 문명의 제한을 수용하는 것이 더 어려워졌다는 말은, 검증된 것은 아니지만 어느 정도 가능성 있는 말이다. 관찰을 통해 재구성할 수 있는 것은, 모든 경우에 양육환경(maternal environment)의 실패가 있었다는 점이다.

이제 우리의 개념들을 약간은 도식적인 방식으로 요약해 보자. 나는 경계선 장애와 정신분열 환자의 관찰에서 자아가 현실을 구조화하는 데 두가지 측면이 있다는 하트만의 제안을 지지한다. 동물행동학 언어로 표현하자면, 현실을 구조화하기 위한 최소한 두 개의 기관이 있다. 하나는 물리적 공간에서 자기와 대상을 구별하게 해 주는 지각기구로서, 유전적으로 결정된 자율적 자아구조이다. 이러한 경우 지각에 있어 개인차는 크지 않다. 지각기구의 발달은 상대적으로 개인의 삶의 경험과는 독립적이기 때문이다. 이러한 기구의 발달을 위해서는 대상의 존재가 요구된다. 그러나 아주 극단적인 경우를 제외하면 정신분열 환자나 경계선 장애 환자에게 있어 자율적 자아기구는 상대적으로 정상적인 발달을 해 왔다고 우리는 믿는다. 우리가 가장 관심을 갖는 것은 현실을 조직화하기 위한 두 번째 기관이다. 이 기관은 선천적으로 부여된 것이 아니라 개인마다 새롭게 형성해야 하는 것이다. 우리가 관찰하였듯이 그것의 건강한 발달을 위해서는 (위니컷의 용어를 사용하자면) "충분히 좋은 양육"이 필요하다. 모성 환경이 부재하면 자율적 구조가 손상될 것이다. 그러나 모성 환경의 실패가 있게 되면 현실 구조화를 위한 이러한 더 가역적인(plastic) 기능이 손상될 것이다.

프로이트는 고통스러운 현실을 수용할 수 있는 능력을, 현실에 대한 자아의 관계에 있어 본질적 이슈로 인정하였다(Freud, 1911a).[25] 근본적으로 인간 고통의 내용은 매우 단일하다. 즉 사랑하는 대상과의 분리 및 상실이다. 죽음과 거세(남자의 경우)라는 생각은 나중에 정신 내용으로 추가된다(Freud, 1926). 고통스런 현실의 수용이라는 문제는 대상의 분리(즉 대상이 상실될 수 있다)를 받아들이는 문제로 환원된다. 앞서 전지전능 사고에 대한 논의에서 살펴보았듯이, 주술적 사고의 근본적 목적은 상징과 상징화된 대상이 분리될 수 없다는 환상을 창조하는 것이다. 주술적 세계는 어느 것도 상실되지 않는 세계이다. 그 세계에서는 시간 또는 공간의 제약이 없으며, 이별, 죽음, 그리고 거세도 부정된다.

이 모노그래프의 중심 주제는 고통스러운 현실의 수용은 대상의 분리를 수용하게 해 주는 바로 그 구조에 의존한다는 것이다. 직접적으로 얘기하자면, 잘 발달하였을 경우 고통스러운 현실의 수용을 가능하게 해 주는 자아구조는 마찬가지로 잘 발달하였을 경우 성숙한 사랑을 가능하게 해 주는 심리기구와 동일하다. 양쪽의 성공적인 발달이 이루어져 왔는지를 나타내는 표지판이 바로 정체감이다. 한 개인이 생후 1~2년 동안 "충분히 좋은 양육"을 받을 만큼 운이 좋았다면, 긍정적인 자아정체감의 핵이 형성되었을 것이다. 이 핵은 대상에 대한 본능의 요구를 부분적으로 내려놓게 하고, 대상의 분리를 부분적으로 수용하게 한다. 현실검증은 전적으로 이 과정에 달려 있다.

프로이트(1911a)는 [정신기능의 두 가지 원리에 대한 공식(*Formulations on the Two Principles of Mental Functioning*)]에서 현실원리의 발달을 직접적인 욕구만족을 지연시키는 능력, 말하자면 직

---

25) 그래서 정신기능의 한 가지 새로운 원리가 도입된다. 즉 마음에 존재하는 것은 이제는 더 이상 유쾌한 것이 아니라 아무리 불쾌해도 실재하는 현실이다. 현실원리의 확립은 중대한 하나의 단계임이 입증되었다(Freud, 1911a, p. 219).

접적인 신체 행위를 지연시키는 능력으로 귀인하였다. 그는 이 능력의 발달을, 그가 "실험적 행위(an experimental kind of acting)"라고 지칭한 사고과정의 발달과 연결시켜 설명하였다.

> 행위의 제한은 사고의 과정이라는 수단에 의해 이루어진다. 사고의 과정은 관념의 출현으로부터 발달하였다. 사고라는 것은 행위로의 방출을 지연시키면서 정신적 기구의 증가된 자극의 긴장을 참아낼 수 있도록 하는 특성을 갖고 있다. 그것은 본질적으로 실험적 행위인데, 이 때 비교적 적은 양의 카테시스가 그보다 더 적은 카테시스의 지출(방출)로 대치되는 일이 일어난다. 이를 위해서는 자유롭게 움직일 수 있는 카테시스를 고정된(bound) 카테시스로 전환시키는 것이 필요했고, 전체 카테시스적인 과정의 수준을 올림으로써 이 일이 가능하게 되었다(p. 221).

이 논문에서 프로이트는 이 과정을 대상관계의 성숙으로 귀인하지 않았다. 그러나 주술적 사고의 지속이 자기애의 지속과 관련되어 있다고 제안한다는 점에서 암묵적인 연결을 짓고 있다(이 장의 후반부에서 프로이트의 견해를 보다 자세히 검토할 것이다).

신체 도식과 신체 이미지 간의 차이

자율적 자아구조와 더욱 가역적인 자아구조 사이의 차이는 신체 도식과 신체 이미지를 비교함으로써 더욱 깊이 예시될 수 있다. 영국의 신경학자 로드 브레인(Lord Brain)은 대상의 외재성에 대한 지각은 신체 도식이라는 수단에 의해 추론된다고(Brain, 1951) 제안하였다.

> 자신의 신체를 인식하면서 우리는 다른 3차원 대상에 대해 직접적으로 알게 된다. 이 대상의 위치는 외부 세상과 관련하여 바뀔 수 있다. 그리고 그 대상의 부분이 되는 것들의 위치는 전체로서의 신체와 관련하여 변경될 수 있다. 그래서 신체는 3차원 공간에 대한 일차적인 모델로 기능한다(p. 17).

신체 도식은 신체 이미지라는 다른 개념과 비교될 수 있다. 신체 이미지는 신체, 특히 얼굴과 성기에 관한 생애 가장 이른 시기 기억과 환상의 조직체인데, 이것은 부분적으로 무의식적이다. 신체 도식과는 반대로 신체 이미지는 아주 개별화된 것이고, 고유한 구조이다. 프로이트 및 여러 사람들이 주목했듯이(Greenacre, 1958) 신체 이미지는 가장 초기 정체감의 윤곽을 형성한다. 신체 도식은 상대적으로 표준화된, 생물학적으로 주어진 것이다. 신체 이미지는 개인의 역사적 과정의 결과이다. 신체 도식은 물리적 공간에 있는 다른 대상들의 위치에 관한 정확한 추론을 가능하게 해 준다. 신체 이미지는 사회적 공간에 있는 사람들에 관한 추론을 가능하게 해 준다.

현실검증

환상, 이미지, 그리고 환각과 같은 내부 세계와 외부 세계를 구별하는 능력을 의미하는 현실검증의 문제는 5장에서 보았듯이 아주 오래된 주제이다. 관련된 기능들이 너무나 복잡해서 대부분의 정신분석적 관찰자들은 이 개념을 몇 개로 분할한다. 예를 들면, 와이즈먼(Weisman, 1965)은 실재감(즉, 뭔가가 실재한다는 믿음)과 현실검증을 구분한다. 프로슈(Frosch, 1964)는 현실과의 관계와 현실검증을 구분한다. 몇몇 저자들이 서로 다른 사고 범주를 얘기할 때, 이런 용어들의 용법에 대해 상호 일치가 부재하다는 것은 놀랄 일이 아니다. 정의에 관하여 둘 중 어느 저자에게도 완전히 동의하지는 않지만, 나는 현실검증과 현실과의 관계를 구분한 프로슈의 정의를 따르고자 한다. 이러한 구분이 임의적인 것은 아니다. 왜냐하면 이러한 차이가 또한 대략의 분류학적 범주에 상응하기 때문이다. 경계선 성격과 특정 유형의 정신분열 환자는 현실검증에 장애가 있다. 그러나 앞으로 기술하겠지만, 이들은 사람과 세상에 대한 관심은 유지하고 있다. 이들은 현실을 싫어할지 모르겠지만 현실에 대한 관심을 상실한 것은 아니다.[26)]

현실과의 관계가 이와는 다른 환자들도 있다. 이들은 사실 (다소간) 사람에 대한 관심은 포기한 대신 현실의 대체물을 찾는 데 관심을 돌린다. 말하자면, 자신의 신체에서 그리고 정신적 과정에서 만족의 원천을 찾는 것으로 관심을 돌린다. 나는 이런 대체 만족이 성취되는 주 수단이 환각이라는 것을 관찰하였다(Modell, 1958, 1960). 청각적 환각은 사람의 대체물 기능을 한다. 그것은 환자에게 일반적으로 가혹한 비판자의 역할로 인식되지만, 친구로, 조언가로, 성적 파트너로도 경험된다. 어떤 정신분열 환자는 환각이 없지만 또 어떤 환자는 환각이 나타난다. 왜 그런지 모르겠지만 환각이 있는 경우 현실과의 관계에 근본

---

26) 프로슈는 이런 설명에 동의하지 않을 것이다. 그는 경계선 및 정신증 환자의 경우 현실과의 관계에 장애가 있지만 현실검증은 온전히 유지된다고 믿었기 때문이다. 나는 이러한 것이 관찰 자료에 대한 근본적인 비동의를 나타내는 것인지 아니면 단순히 분류학적 범주들에 대해 동의할 수 없음을 나타내는 것인지 알지 못한다.

적인 변화가 있다는 것은 사실이다. 이런 이유로 나는 이 과정에 대해 다음 장에서 따로 논의할 것이다.

경계선 장애 및 정신분열 환자는 현실 지각을 위한 자율적 기관은 손상되지 않았지만, 동일시 실패 때문에 대상분리를 수용하지 못한다. 그런 사람은 외부 세상에 대한 정확한 판단을 할 수 있고 실제로 판단을 하지만, 이런 판단은 부인된다. 프로이트(1940a)는 [정신분석학 개요(*Outline of Psychoanalysis*)]에서 다음과 같이 진술하였다.

> 정신증 문제는 자아가 현실로부터 완전히 유리될 수 있다면 간단하고 명쾌해질 것이다. 그러나 그런 일은 드물게 발생하거나 혹은 절대 일어나지 않을 것이다. 하지만 회복된 환자들을 통해 알 수 있는 것은 외부 세상으로부터 유리된 환각적 혼란 상태에서조차 마음 한 구석에서는 마치 방관적인 구경꾼처럼 병의 아우성이 지나가는 것을 보고 있는 숨겨진 정상적인 사람이 있다는 것이다(p. 201).

정신증에서 지각적 왜곡은 일반적으로 다른 사람의 감정 상태에 대한 지각의 왜곡을 지칭한다. 잘 알려진 바처럼 투사는 내적 감정 상태, 즉 증오 감정이 외부 대상에 부여되는 것이다. 같은 종이나 다른 종의 감정 상태를 인지하는 것은 계통발생적으로 오래 전에 획득된 것임을 우리는 알고 있다. 정서 상태를 정확히 평가할 수 있는 능력은 적응적으로 매우 큰 의미를 갖고 있다. 동물들이 상호 간 감정 상태를 잘못 해석하면 치명적인 결과를 초래할 수 있다. 저명한 생물학자 중 한 명인 포트만(Portmann, 1961)은 하찮은 곤충에게조차 타자의 감정을 인지하고 반응할 수 있는 능력이 있다고 말한다.

개를 키우는 사람이라면 개가 다른 개의 정서에 예민하게 동조하고 주인의 감정 변화에 매우 민감하다는 것을 알 것이다. 영아와 유아 또한, 엄마의 정서 상태를 정확하게 평가하는 이런 능력을 보인다. 앞서 우리는 전쟁 중 아이들이 폭격에 대한 두려움이 아니라 엄마의 불안에 반응하였다는 안나 프로이트의 관찰을 언급하였다. 행동생물학의 관점에서 보면 정신분열 환자나 경계선 장애 환자가 이런 중요하고도 아주 오래된 기능을 상실했다는 것은 별로 가능할 것 같지 않다.

여기에 대한 더 직접적인 증거가 있다. 정신증 환자 치료를 시도해 본 사람이라면 이들 마음의 한 부분은 내부 세상의 욕구에 부합하는 방식으로 조성된 현실을 의심의 여지없이 받아들이지만, 다른 부분은 그와는 달리 예리하고 뛰어난 관찰자라는 것을 발견할 것이다. 정신분열 환자 치료에 일생을 헌신한 정신분석가인 실(Searles, 1965)은 이전에 부분적으로만 알고 있던 자신의 성격을 환자가 정확히 평가하고 이를 자신에게 직면시켰다고 보고하였다.

현실검증의 문제는 근본적으로 부인, 즉 고통스러운 지각을 부정하고 자신의 전지전능 소망과 보다 부합하는 세계관으로 대치하려는 욕구의 문제이다. 나는 더욱 성숙한 대상관계 형성을 허용하는 바로 그 자아구조에 의해 이러한 기능이 조율된다고 제안한 바 있다. 현실의 수용과 사랑하는 사람의 수용이라는 두 경우 모두 고통스럽지만 인정되어야만 한다.

병합되려는 소망, 사랑하는 대상과 융합하려는 소망, 그리고 자신의 정체성을 잃으려는 소망은 그 자체가 병리적이라고는 할 수 없다. 한편으로 경계선 장애와 정신분열 환자에게 있어 현실검증의 실패 이면에는 정체감 발달의 정체가 있다고 기술할 수 있다. 그러나 다른 한편, 정체감이 적절하게 성숙한, 소위 정상인에게도 이미 성취한 것을 되돌리고자 하는 욕구가 있을지 모른다는 점을 고려해야 할 것이다. 말하자면, 우리는 병리적인 발달 실패 뿐만 아니라 정상적인 퇴행도 고려해야 한다. 두 경우 모두 현실검증의 상실이 있을 수 있다. 성숙한 사랑을 할 수 있는 능력을 소유한 개인에게 그런 현실검증의 상실은 순간적이고 어떤 의미에서 통제된 것인 반면, 구조적 정체를 실제 겪었던 사람에게 현실검증의 상실은 더욱 오래 지속되고 통제되지 않는 것이다. 현실검증은 이제 매우 복잡해진다. 다른 사람들이 제안하듯, 현실검증은 전부 아니면 아무 것도 없는 식으로 작동하는 자아기능이 아니다. 어느 정도는 모든 사람이 자기에 속하는 것과 외부 세상에서 획득한 것을 혼돈할 수 있다.

사례 예시[27)]

아래에 제시하는 예는 몇 년간의 입원 끝에 집으로 돌아갈 만큼 회복한 여성의 심리치료 과정에서 관찰된 것이다. 그녀의 진단명은 망상형 정신분열증이었으며, 주 망상은 남편과의 관계에 관한 것이었다. 그녀는 집안 여기저기 혹은 그녀의 지갑에서 이미 쓴 휴지를 보곤 하였다. 대개는 휴지를 봐도 무시하고 넘어 갔으나, 특정한 시점에서는 이런 발견이 남편에 대한 강렬한 분노를 촉발하였다. 그녀는 남편이 자신을 화나게 하기 위해 자위행위에 이 휴지를 사용하고 의도적으로 그 '증거'를 자신에게 보여준다고 남편을 원망하였다.

오랜 기간의 심리치료 작업 후 이 망상의 의미가 밝혀졌다. 남편을

27) 내가 감독한 이 사례를 제시할 수 있도록 허용해 준 로버트 파카스(Robert Farkas) 박사에게 감사를 전한다.

향한 원망은 사실은 그녀의 어머니를 향한 것이었다. 그녀는 자신이 갈망하는 남편의 소중한 신체 분비물을 남편이 함부로 버리고 있다고 믿었다. 그녀는 어머니가 의도적으로 가슴 분비물(모유)을 다른 아이들에게 주며 낭비했듯이 남편도 의도적으로 자신의 정액을 낭비하고 있다고 믿었다. 이 망상에서 정액은 상징적으로 모유와 동일시되었다.

망상기간 동안 그녀는 자신의 모든 정체감을 잃었다. 그녀의 자아는 파편화되었다. 이전의 잘 통합되지 못하고 쉽게 사라지는 약한 자기감을 구성하고 있던 다양한 동일시가 변화무쌍하게 다른 사람들에게 부여되었다. 그녀는 대상들을 물리적으로 분리된 것으로 지각하였다. 즉 그녀는 자신이 남편이라 부르는 남자에게 이야기하고 있다는 데 대해 아무런 의심이 없었다. 그러나 심리적으로 그는 그녀의 남편이 아니었다. 그는 그녀의 어머니였다. 어머니에게 느꼈던 분노는 어떠한 변화도 없이 또는 그 강도가 약해지지 않고 재경험되고 있었다.

자기감이 완전히 소멸하자 그녀는 다른 대상의 존재를 자기와 분리된 것으로 생각할 수 없었다. 말하자면, 자신의 환경 내에 있는 대상의 진정한 정체성은 더 이상 수용되지 않았다. 반대로, 그녀는 자신의 내부의 어느 정체성을 그 대상들에게 덮어 씌웠다. 그녀가 고유한 개인으로 존재하지 못하자 그녀의 남편도 분리된 대상으로 존재하지 못했다.

자기와 대상을 구별하지 못하면 내부 세계와 외부 세계의 차이가 완전히 소멸하고 만다. 그녀가 주장하듯이 실제로 그녀의 어머니가 그녀를 그렇게 좌절시켰는지 알기는 어렵다. 그러나 어머니가 자신을 조롱하기 위해 가슴 분비물(모유)을 바닥에 버린다는 믿음은 의심의 여지없는 내적 현실의 한 부분이었다. 그녀의 내부 세계에 등장하는 인물은 좌절 그 자체인 어머니와 무기력하게 굶어 죽어가는 아이였다. 이 가련한 드라마는 그녀 주변의 다른 대상을 향해 재연될 것이다. 이

때 그 대상의 실제 정체성은 완전히 무시될 것이다. 예를 들면, 그녀의 세 살 난 아이가 때로 이러한 망상 형성에 관여되곤 하였다. 그녀가 자기 어머니의 의상으로 남편을 덮어 씌웠듯이 자신의 아이를 자신의 배고픈 유아기 자아로 간주하였다. 이러한 때가 되면 그녀는 좌절시키는 어머니 역할을 하여 아이에게 먹을 것을 제공하지 않았다. 즉, 그녀의 외부 세계 대상에게 내부 세계 대상의 특성이 부여되었고, 그녀의 실제 지각은 거부되었다.

이 환자의 세계에 존재하는 대상의 특성이 외부 현실이라기보다는 내부 현실에 더 가깝다고 해도 그녀가 사람들에 대한 관심을 상실한 것은 아니다. 남편에게 화를 내고 아이를 좌절시키며, 우리가 지금까지 기술해 왔듯이 그들과 잘못 동일시했다고 하여도, 그녀는 그들에 대해 여전히 관심을 갖고 있었다. 바로 이점에서 이들은 환각, 즉 내부 세상의 대상이 실제 세상의 대상을 대치하는 환자와는 대비된다.

현실과 집단 정체성

5장에서 우리는 현실이란, 외부 세상에 대한 지각을 조직하는 데 기여하는 관습적 도식의 공유로 구성된다고 결론내렸다. 즉 현실이란 사회적 의미 안에서 정의된다. 각 개인이 세상을 독특하게 경험한다면 어떻게 관습적 도식을 공유할 수 있는가? 바보가 보는 나무는 현자가 보는 나무와 동일한 것이 아니며 우리 개개인이 세상을 독특하게 경험한다는 블레이크에 동의한다면, 환경에 대한 지식이 어떻게 공유될 수 있는가? 이 문제를 위해 언어학이나 인식론 영역으로 들어가기를 원하지 않는다. 다만 프로이트의 모노그래프 [집단심리학(*Group*

Psychology)]에 암묵적으로 내재되어 있는 순수 심리학적 대답에 주목하고자 한다. 프로이트는 인간 집단의 존재가 어떤 형태의 대상사랑에 의존하고 있다고 믿었다. 집단을 통해 성취된 만족이 사랑하는 사람을 통한 직접적인 본능 만족이 아니라는 의미에서 집단 구성원은 서로 사랑하는 사람과는 별개이다. 개개의 사랑관계처럼 집단결속도 동일시 과정에 의존한다.

> 이 세 가지로부터 우리가 배운 것은 다음과 같이 요약될 수 있다. 첫째, 동일시는 대상과의 정서적 유대(tie)의 원형이다. 둘째, 동일시는 퇴행적 방식으로, 즉 대상을 자아로 내사함으로써 리비도적인 대상 유대를 대치하게 된다. 셋째, 동일시는 성적 본능의 대상이 아닌 다른 사람과 공유하는 공통의 속성에 대한 새로운 지각으로 나타날 수 있다. 이런 공통의 특성이 중요하면 할수록 이 부분적 동일시는 더욱 성공적이 되고, 그래서 새로운 유대를 시작한다(p. 107).

이 에세이에서 프로이트는 집단형성을 공통의 이상을 공유하는 것, 즉 리더와 동일시하는 것으로 기술하였다.

> 이런 종류의 일차 집단은 자아이상(ego ideal) 자리에 동일한 한 대상을 위치시키고, 그래서 자신들의 자아에서 서로를 동일시하는, 수많은 개인들의 집단이다(p. 116).

그러므로 동일시를 통해 그들은 심리적 구조, 즉 유사한 자아이상을 공유한다. 말하자면, 외부 세상의 한 부분이 집단적으로 함입된다.

프로이트는 리더를 가진 집단을 하나의 특수한 경우라고 하였다. 왜냐하면 동일시가 "성적 본능의 대상이 아닌 사람과 공유하는 공통의 속성에 대한 새로운 지각"과 함께 나타날 수 있기 때문이다. 이런 생각은 에릭슨(Erikson, 1950)이 리더와의 동일시뿐만 아니라 공통의 사고전통을 공유함으로써 나타나는 동일시를 포함시킬 만큼 정교화되었다. 물론 이런 동일시는 역사적 혹은 신화적 리더와의 보다 특수한 동일시를 배제하지 않는다. 그러나 영웅과의 동일시가 집단형성의 유일한 조건이 되는 것은 아니다. 현대 사회에서 동일시는 복수로 존재하며 서로 중첩된다. 한 개인은 국가, 민족 집단, 종교 집단, 전문적 집단 등과 동일시할 수 있다. 각각의 경우 동일시는 공통적으로 가지고 있는 전통이나 도식을 동화한다는 것을 의미한다. 집단 동일시를 통해 우리는 환경에 대한 유사한 구조화를 공유할 수 있다. 그래서 집단 동일시는 본질적으로 현실의 구조화이다. 우리는 이제 윌리엄 제임스(William James)의 "현실 내 많은 하위우주" 이면에 있는 과정을 이해할 수 있다. 그의 감각 세상 또는 물리적 세상은 공간에서 대상을 지각하는 자율적 자아기능에 해당될 것이다. 과학의 현실 세계, 이상적인 관계 또는 추상적 진리의 세계, 그리고 제임스가 "종족 우상"이라 불렀던 세계는 다양한 집단 동일시, 즉 만물을 조직화하는 데 기여하는 공통적으로 가지고 있는 도식에 해당될 것이다. 같은 에세이에서 제임스(1898)는 구조에 규칙성을 부과해야 하는 인간의 필요를 간파한 조시아 로이스(Josiah Royce)의 글을 제시한다.

> 음성적으로나 시각적으로 그리고 감정적으로 완전한 혼돈으로 한 인간을 밀어넣어 보자. 만약 그 사람이 계속 존재한다면, 이성적으로 존재하기 위해 그의 모든 주의(attention)는 의심의

> 여지없이 곧 규칙성을 찾을 것이다. 그는 자신에 관한 것에 이런 규칙성을 부여하고, 이 미친 새로운 세상에서 일이 전개되는 법칙을 발견하였다고 상상할 것이다. 그래서 자연에 대한 단순한 법칙을 확신하고 싶은 유혹이 들 때마다, 이런 유혹적인 단순성의 많은 부분이 사실은 자연의 속성이 아니라 규칙성과 단순성을 추구하는 우리 마음의, 뿌리뽑을 수 없는 편견 때문이라는 것을 기억해야 한다(p. 316).

에릭슨(1959)은 가족 내에서 형성된 개인의 독특한 동일시와 다양한 사회적 집단과의 확장된 동일시 사이의 이행과정을 관찰하였다. 우리의 집단 유대가 겹치고 수가 많기 때문에 우리는 중복되는 그리고 때로는 모순적인 현실 도식을 공유한다. 케인스(Keynes, 1956)는 한 매력적인 전기적 노트에서 뉴턴에 관한 재미있는 예를 제시하였다. 케인스는 뉴턴이 작성한 방대한 양의 원고(manuscripts)를 검토한 후 뉴턴이 [프린키피아("Principia")] 집필 중 주술과 연금술에 사로잡혀 있었다고 결론내렸다. 뉴턴은 이를 비밀로 유지했다. 이런 주술적 탐구에 대한 증거는 전적으로 이성적인 뉴턴이라는 신화를 보존하고 싶어 했던 선대의 전기 작가들에 의해 무시되었다. 그러나 케인스는 과학적 가치라곤 없는, 전적으로 주술에 대한 것으로만 이루어진 이 원고에 최소한 일만 개의 주술에 관한 단어가 사용되었다고 주장하였다.

우리는 프로이트(1921)가 동일시의 원시적 기원을 먹어 삼켜버리려는 구강적 소망으로 기술하였다는 것을 기억한다. 동일시는 부분적으로 주술적 환영, 즉 상징을 소유함으로써 또는 대상의 부분을 소유함으로써 대상 그 자체의 속성을 획득한다는 마술적인 환상을 낳는다. 예를 들어, 프로이트는 적의 한 부분을 먹음으로써 적의 힘을 획득한다고 믿는 식인종에 대해 이야기한다. 비록 동일시가 주체와 대상 사이의 차이를 최소화하는 환영에 이르게 하지만 이 환영은 우리가 살기 위해서는 없어서는 안 될 환영이다. 즉 집단 유대의 토대라 할 수 있다.

에릭슨(Erikson, 1965)과 그린슨(Greenson, 1953)은 동일시 과정이 부정적인 방향으로 작용할 수 있다는 것을 보여주었다. 즉 우리는 우리 자신과 다른 사람 사이의 차이점만을 지각함으로써 유사성을 회피하고 싶을 수 있다. 말하자면 우리는 동일시 회피를 원할 수 있다. 비록 우리 모두가 같은 종이지만 유사성에 대한 선택적 부인을 통해 우리는 특정 개인들을 우리 집단의 외부에 두고, 이들을 증오하거나 이들에게 해를 끼칠 수 있다. 에릭슨은 그의 에세이에서 흑인에 대한 미국 백인의 태도를 언급한다. 그러므로 집단 유대는 본질적으로 외부 세상에 대한 동일한 도식을 공유한다는 환영을 창조하는 기능을 수행하는 것이다.

현실원리에 대한 프로이트의 개념

우리는 고통스러운 현실을 받아들이는 능력과 인간관계에 내재해 있는 좌절을 수용하는 능력이 동일한 심리적 구조 및 초기 경험에 의해 형성된다는 것을 보여주려 하였다. 이런 의미에서 배우는 것과 사랑하는 것은 매우 밀접히 관련되어 있다. 단순히 모방하는 것이 아니라 진정으로 동일시하는 능력은 진정으로 "무엇인가를 내면으로 가져오는" 능력에 상응하며, 단순히 지식을 앵무새처럼 흉내내는 것이 아니다. 대상관계의 발달이 자아의 현실기능의 발달과 분리될 수 없다고 본 우리의 관찰은 결코 독창적이지 않다. 이 두 과정 사이의 연결은

1913년 페렌찌(Ferenczi)에 의해 인식되었다(Hartmann, 1956을 보라). 그러나 이런 관찰은 인지와 감정을 마음의 분리된 영역으로 위치시키는 능력심리학의 "상식"적 가정과는 일치하지 않는다. 프로이트의 저작에서 대상사랑과 현실기능 사이의 연결은 명확하다기보다는 암묵적으로 남아 있다.

프로이트의 가장 초기 그리고 가장 근본적인 공헌이라 할 수 있는 [정신기능의 두 가지 원리(*The Two Principles of Mental Functioning*)](1911)에서 현실원리의 발달은 자기보존이라는 자아의 기능과 연결된다.

> 쾌락의 원리가 만족을 충족시키고 불쾌를 회피하려는 소망에 불과하듯이 현실자아도 위해로부터 스스로를 보호하고 유용한 것을 추구하는 것에 불과하다(p. 233).

부인(denial)과 자아의 분열(이 장의 근본 토대임)에 대한 프로이트의 설명은 1920년대부터 그가 죽을 때까지 출간된 일련의 저작들에 제시되어 있다. 저작들의 리스트는 다음과 같다. [신경증과 정신증에서 현실감의 상실(*The Loss of Reality in Neurosis and Psychosis*)](1924a), [부정(*Negation*)](1925), [페티시즘(*Fetishism*)](1927), 미완성 원고인 [방어과정에서 자아의 분열(*The Splitting of the Ego in the Process of Defense*)](1940b), 그리고 죽기 직전에 쓴 마지막 원고 [정신분석학 개요(*An Outline of Psychoanalysis*)](1940a)가 있다. [부정(*Negation*)]에서는 현실검증이 외부와 내부를 구분할 수 있는 능력으로 귀인되었다. 또한 이런 자아기능의 발달에 초기 대상관계가 중요하다는 것이 처음으로 주목을 받게 되었다.

> 주관과 객관 사이의 차이가 처음부터 있었던 것은 아니다. 외부 대상이 여전히 같은 자리에 존재하지 않아도 그것을 재생함으로써 이전에 지각된 것을 한 번 더 마음에 가져올 수 있는데, 사고가 이런 능력을 소유하고 있다는 사실로부터 주관과 객관 사이의 차이가 존재하게 된다. 그러므로 현실검증의 첫 번째 그리고 즉각적인 목표는 제시된 대상에 대응하는 실제 지각에서의 대상을 찾는 것이 아니라 그 물체가 여전히 거기에 존재한다고 확신시키기 위해 그 대상을 재발견하는 데 있다(p. 237).

> 그러나 한 때 진정한 만족을 주었던 대상이 상실될 것이라는 점은 현실검증을 위한 선행 조건이 됨은 명백하다(p. 238).

이 한 줄짜리 문장에서 프로이트는 우리가 이 장에서 제시하려고 애써왔던 바를 응축한다. 중요한 구절은 "한 때 진정한 만족을 주었던"이라는 대상에 대한 언급이다. 진정한 만족을 주는 대상은 "좋은 대상", 즉 동일시할 수 있는 대상이다. 우리는 "좋은 대상"과 동일시할 수 있는 능력이 현실검증의 확립을 위한 선행조건이라는 것으로 프로이트의 문장을 해석할 수 있다.

이와 같은 일련의 저작에서 프로이트는 양적인 개념 또한 개발하였다. 현실검증은 절대적인 의미의 전부 혹은 아무것도 없다는 식의 과정으로 공식화되는 것이 아니라 자아의 부분들이 관련되는 과정이다. 예를 들면, 프로이트는 성도착에 대한 분석에서 마음의 한 부분은 거세를 수용하고 여성 성기에 대한 정확한 해부학적 지식을 가지고 있으나, 마음의 다른 부분에서는 여성이 실제로 남근을 가지고 있다는 환영이 유지되고 있음을 관찰하였다. 프로이트는 신경증과 정신증을 구분하는 부인의 과정에 양적인 측면이 존재한다고 제안하였다. 다음은 [정신분석학 개요](Freud, 1940a)에서 인용한 것이다.

> 이 사례들에서 일어나는 것이 심리적 분열이라는 데 대해서는 일반적으로 사실로 인정할 수 있을 것이다. 하나가 아니라 두 개의 심리적 태도가 형성되어 온 것이다. 하나는 정상적인 것으로 현실을 감안한다. 다른 하나는 본능의 영향 하에서 현실로부터 자아를 유리시킨다. 이 두 가지는 서로 나란히 존재한다. 문제는 이들의 상대적 힘이다. 만약 두 번째가 강하거나 강해진다면 정신증의 필수 선행조건이 제시된 셈이다. 관계가 역전된다면, 망상장애에 대한 치료가 될 것이다. 실제 망상은 무의식 속으로 철수한 것이다. 수많은 관찰을 통해 우리는 망상이 명백한 형태로 나타나기 오래 전에 이미 만들어져 존재해 왔다는 것을 믿게 되었다(p. 202).

프로이트가 기술하였던 자아의 분열은 현실검증의 "두 기관"이라는 우리의 설명에 해당된다.

외부 대상의 분리를 수용하기 위하여 외부 세상의 뭔가를 자아 속으로 가져와야 한다. 말하자면, 보호적인, 사랑하는 부모대상과의 동일시가 있어야만 한다. 이런 유형의 동일시가 성취되는 정도는 양적으로 다양함에 틀림없다. 동일시는 전부 또는 아무 것도 없는 과정이 아니라 일정기간에 거쳐 일어나는 일이다. 이 과정이 성취된 정도가 부인(denial)의 정도를 설명할 것이다.

7장

외부 세계와 자아의 관계

자아 내 야누스 얼굴을 한 조직

4장에서 나는 전이에 관한 넌버그(Nunberg)의 기술을 언급하였다. 넌버그는 전이가 한편으로 분석가로부터 현재의 만족을 추구하지만(외부로 향한 자아), 다른 한편으로 과거 이미지를 되살려 내기 위해 철수한다는(내부로 향한 자아) 의미에서 야누스 얼굴을 하고 있다고 하였다. 나는 자아구조의 근본적인 측면에 대한 인식이, 이 기술에 있다고 믿는다. 이 측면은 정신분석 이론에 암묵적으로 존재할 뿐(Freud, *On Narcissism*, 1914) 충분히 명료화되지 못하였다. *자아 내에는 한 가지 기능체계가 있다. 이 기능체계는 만족의 원천(만족은 내부에서 오거나 외부에서 온다)에 대한 자아의 태도를 따르는 지향(orientation)이라 할 수 있다.*

또 다른 비유를 살펴보자 ([정신기능의 두 가지 원리에 대한 공식

(*Formulations on the Two Principles of Mental Functioning*)]에서 프로이트가 사용한 비유, 1911a).[28] 어미로부터, 즉 외부 환경으로부터 영양을 제공받지 못한 일부 동물들은 영양상의 필요를 노른자에서 충족하는데, 이 예에서 노른자는 자기의 한 부분으로 간주된다. 인간 유아에게도 이와 동일한 종류의 무엇인가 자기성애 과정(process of autoerotism)의 형태로 존재한다. 유아의 본능적 요구는 너무나 커서 환경에 의해 제공되는 만족으로는 충분치 않다. 유아는 만족할 수 없지만 이러한 본능적 긴장을 부분적으로라도 완화하기 위해 자신의 신체를 사용할 수 있다. 엄지손가락이 젖꼭지 대체로 사용될 수 있다. 이런 습관은 자아가 나중에 갖게 되는 특정 기능들의 원형이 된다(Hoffer, 1949). (최근에 자궁 사진을 통해 관찰된 바에 의하면, 엄지손가락 빨기는 출생 전에도 일어난다.)

유아가 자신의 신체로부터 만족을 찾는 것에 대응되는 과정이 심리영역에서도 제안되어 오고 있다. 프로이트는 유아가 환상을 통해 자신이 원하는 신체기관의 이미지(즉, 가슴)를 만들어 냄으로써 본능적 긴장을 완화할 수 있다고 제안하였다. 이런 유아 환상의 존재 여부는 순전히 추측으로 남아 있다. 프로이트는 이런 추측을 꿈의 과정에 대한 자신의 지식에 토대를 두었다. 즉, 꿈을 통해 환각적인 만족을 얻을 수 있다는 것은 유아기 때의 기능이 성인기까지 지속된 것이라고 프로이트는 믿었다. 꿈의 초기 기원을 계통발생학적으로 보여 준 최근의 생리학 연구는 이러한 기능을 인간의 가장 원시적인 정신적 조직, 즉 유아

28) 외부 세계의 자극으로부터 차단되었지만(자폐증, 블로일러(Bleuler)의 용어) 영양분을 공급받을 수 있는 물리적 체계의 좋은 예는 껍질에 싸여 있는 새의 알이다. 어미의 보살핌은 온기를 제공하는 것으로 국한된다. 나는 그것을 논의 중인 사항의 수정이 아닌, 확장으로 받아들일 것이다. 만약 만족의 원리에 따르는 삶의 시스템을 고집한다면, 실제의 자극으로부터 철수할 수 있게 하는 장치를 가져야만 한다(Freud, 1911a, p. 20).

의 마음에 귀인했던 프로이트가 옳았다는 것을 암시한다.

우리는 이제 꿈과 관련한 객관적인 측정도구를 가지고 있다. 급속안구운동(REM)은 수면 중 꿈을 꾸지 않을 때보다 꿈꾸는 중에 더 자주 관찰된다(Roffwarg et al., 1966). 이러한 연구는 잠자는 동안 유아가 아동이나 성인보다 더 많은 시간 꿈을 꾼다는 것을 보여주었다. 또한 이 방법을 통해 꿈이 인류에게만 국한된 것이 아님을 발견하였다. 급속안구운동은 실험대상이 된 모든 포유동물에게서도 관찰되었다(Snyder, 1966). 이러한 결과는 우리가 신경 조직 내에서 본능적 긴장을 해소할 수 있는 능력을 유전적으로 물려받았다는 것을 암시한다.

적어도 인간에게 있어서, 내부로부터의 대체만족은 수면 상태에 한정되지는 않는다. 깨어있을 동안 환경적 만족이 부재하면, 삶의 만족은 환상이나 백일몽의 형태로 내부로부터 올 수 있다. 극단적인 경우 대체만족은 환각(hallucination)을 통해 얻어질 수 있다. 이에 대해서는 나중에 설명할 것이다.

초기 정신기능에 대한 정신분석 모형에는 이(二)방향적인 측면이 있다. 환각은 외부 세상의 어떤 측면을 대체한 것이다. 즉, 유아는 자신의 심리적 재료(psychic substance)를 활용하여 쾌락을 찾을 수 있다. 하지만 다른 의미에서 보면, 환각은 아이로 하여금 환경으로부터의 만족 충족을 지연시키게 할 수 있다. 이러한 의미에서 보면, (프로이트의 정의처럼 사고가 행동을 위한 준비라면) 환각은 사고의 과정에서 초기단계로 간주될 수 있다. 프로이트는 현실원리에 관한 논의에서, 이미지가 단어로 연결되면 정신기구(mental apparatus)는 시험행동(trial action)을 할 능력을 성취하게 되고, 이로 인해 즉각적인 만족 추구의 압력을 감소시킬 수 있게 된다고 제안하였다(Freud, 1911a). 환각을 통해, 즉 자신의 신경물질을 통해 만족을 충족시키는 이 원시적 능력은 향후 사고(환경에 행동을 가하기 위한 준비)의 과정으로 변경된다. 그러나 이 더 오래된 자기만족 조직은 계속 유지되어 향후 현실 자아의 발달과 함께 한다. *환경으로부터 얻지 못한 만족을 자기로부터 얻기 위해* 자신의 심리로 향하는 내부 지향과, 환경으로부터 만족을 얻기 위해 환경에 대한 행동을 준비하는 외부 지향을 가진 이(二)방향적인 야누스 얼굴을 가지고 있는 이 자아조직의 연결이 확립된다. 이 두 자아조직의 차이는 상징적 과정에서 부여된 기능(즉, 만족이 내부에서 구해지는지 또는 외부에서 구해지는지)에 있다. (상징주의의 기능은 9장에서 논의될 것이다.)

언어는 이러한 이(二)방향적 측면을 유지하고 있다. 말은 의사소통, 즉 외부로부터 만족을 얻기 위한 행동의 준비로 사용된다. 또한 말은 외부 대상의 대체로 사용될 수 있다. 이 경우, 말은 외연적 상징이 아니라 사물 그 자체로 사용된다. 이 사물은 아동이 바라는 대로 통제하고 놀 수 있는 내적 소유물일 수 있으며, 무의식 속에서는 배설물과 같은 다른 가치있는 내적 소유물과 같은 것이 된다. 프로이트는 대상을 지칭하는 단어가 대상 자체로 대체될 수 있는 과정을 정신분열증에서 관찰하였다(Freud, 1915b). 말이 사물 그 자체로 사용되는지 아니면 표시로 사용되는지는 기능에 대한 고려에 의해 결정된다.

환경의 위협으로부터 장기간 타인의 보호에 의존하는 인간은 스스로 만족을 제공할 수 있다. 스스로에게 전지전능한 대상이 될 수 있다는 주술적 상징주의가 주는 환영을 통해, 부분적으로 그 의존성을 감소시킬 수 있다. 3장에서 우리는 이러한 전지전능한 자기 충족 환상이 일부 사람의 삶에서 주 테마가 되는 특정한 인격 유형을 묘사했다. 이런 사람은 타인과 정서적 접촉을 하지 않으며, 타인으로부터 어떠한 것도 필요치 않는 것처럼 행동한다. 한 마디로 스스로 필요한 모든 것을 제공할 수 있는 사람이다. 이 인격 유형은 부분적으로 이런 낡은 양식의 정신기능을 지속적으로 나타낸다. 즉, 내부 세계가 대안적인 만족의 원천이 된다. 그래서 자아의 환경에 대한 관계는 내부 세계에서 재창조된다. 즉, 이들은 스스로 전지전능한 임시대상이 될 수 있다. 자아의 한 부분은 마치 외부 대상인 것처럼 기능할 수 있다. 환경에 대한 자아의 관계를 자아 내부에 상징적으로 재창조하는 것은, 환경 내 다른 사람들에 대한 자아의 실제 관계를 재창조하는 것과 반드시 일치하지는 않는다. 그러나 그 대신 스스로 창조한 임시대상을 반복할 수는 있다. 우리는 마음 속의 드라마에서 역할들이 쉽게 상호 교체되는 것을 관찰한다. 즉, 배우들에게 전지전능한 소망에 따른 역할이 부여될 수 있다.[29] 이에 대해서는 이 장의 후반에서 정신분열증 환자의 청각적 환각 경험을 묘사할 때 제시할 것이다.

환각의 기능

우리는 만족이 내부에서 구해지는지 혹은 외부에서 구해지는지에 따라 그 방향이 정해지는 자아 내 야누스 얼굴을 한 조직을 기술하였다. 그러나 이 두 만족의 원천이 동등한 가치를 지닌 것은 아니라는 점은 분명하다. 유아는 가슴 환각을 불러일으키지만, 환각이 영양을 제공해 주지는 않는다.

인간은 타인과 접촉하려는 욕구를 결코 극복할 수 없다는 증거가

29) 이제 자아는 그것으로부터 발달해 온 자아이상과 대상의 관계 속으로 들어가며, 외부 대상과 전체로서의 자아 사이의 모든 상호작용(신경증에 대한 우리의 연구를 통해 알게 된)이 자아 내 이 새로운 활동 무대 위에서 반복될 수 있다는 점을 생각해 보자(Freud, 1921, p. 130).

있다. 사실, 타인으로부터의 고립은 처벌의 극단적인 형태로써 폭넓게 사용되고 있다.

환각은 환경으로 인한 박탈 혹은 정신분열의 결과로 다른 사람들로부터 대대적인 철수가 발생하면(massive withdrawal) 일어날 수 있다. 실제로 사람이 타인과의 모든 접촉을 박탈당하는 경우는 극히 드물다. 독방에 갇힌 죄수들은 주변에 다른 사람들이 있음을 최소한 알고 있으며, 간수와 대화할 기회를 가질 수도 있다. 하지만 절대적인 결핍 상황, 다시 말해 타인과의 완전한 단절 상황은 혼자서 대양항해를 한, 두 사람의 보고에 기술되어 있다. 한 보고는 1890년 죠수아 슬로컴(Joshua Slocum) 선장의 보고이고, 다른 하나는 최근 작은 범선으로 메사추세츠 주 팰머스(Falmouth)에서 영국의 팰머스(Falmouth)로 항해한 아마추어 항해사인 맨리(Manry)의 보고이다(Life, September 17. 1965). 두 항해자 모두 환각을 경험하였다. 슬로컴의 묘사는 다음과 같다(폭풍 한가운데서 그는 장 경련이 일어나 선실로 가기 위해 갑판 아래로 내려갔다).

> 나는 의식이 혼미했기 때문에 얼마나 오래 거기 누워 있었는지 알지 못했다. 의식을 되찾았다고 생각했을 때, 범선이 격랑으로 빠져드는 것 같았다. 그런데 놀랍게도, 계단 밖을 보니 장신의 남자가 키를 잡고 있는 것이 보였다. 바퀴살을 움켜잡고 있는 그의 강한 손은 마치 바이스로 바퀴살을 죄고 있는 것 같았다. 누구라도 내가 얼마나 놀랐는지 상상할 수 있을 것이다. 그의 옷은 외국 항해사의 모습이었고 그가 쓰고 있는 크고 빨간 모자는 그의 왼쪽 귀 위로 한쪽 활대가 올라가 있었다. 전체적으로 덥수룩한 수염이 덮여 있었다. 세상 어디에서건 그

는 해적으로 보였을 것이다. 내가 그의 위협적인 모습을 응시하고 있는 동안 나는 폭풍에 대해 잊어버렸고 그가 내 목을 베러 오면 어쩌나 생각했다. 다음은 그를 신성하게 보이게 한 것이었는데, 그는 '선생님' 하고 모자를 들어 올리며 '저는 당신을 해치러 온 게 아닙니다.' 라고 말하였고, 친절한 표정으로 세상에서 가장 희미한 미소지만 미소짓고 있음이 분명한 얼굴을 하고 있었다. '저는 당신을 해치러 온 게 아닙니다. 저는 자유롭게 항해를 해 왔습니다만 밀수업자처럼 나쁜 사람은 아니었습니다. 나는 콜롬버스의 선원 중 한 명입니다.' 그는 계속해서 '나는 당신을 도우러 온 핀타호(Pinta)의 조종사입니다. 편히 누워 계세요. 선장님.' 그는 덧붙였다. '제가 오늘밤 당신의 배를 지켜드릴 겁니다...' [p. 39].

맨리의 환각은 덜 구체적이고 상세하지 못하다. 그는 라이프지(Life) 기사에서 배가 지나온 자리에서 도움을 청하는 소리가 들려왔다고 했다. 또 그는 맥그레거(McGregor)란 남자가 조정하는 해령의 영역에 있다고 생각했다. 그는 제자리를 계속 돌고 있었고 "당신은 계속해서 시계방향으로 항해하고 있는 것이 문제입니다. 반시계방향으로 돌아서 빠져나가야 합니다." 라고 말하는 조그마한 그렘린을 만났다고 말했다. 그리고 그는 이대로 움직였다. 이 환각에 덧붙여, 맨리에게 그의 조그만 배가 인간대상이 되는 환영이 나타나기 시작했다. 그는 배에게 말을 걸고, 꾸짖기도 칭찬하기도 했다. 그리고 자신과 배를 "우리" 라고 말하기 시작했다. 환영적인 인간 대상관계를 창조해 내는 그의 능력 덕분에 추가적인 환각은 불필요하였다.[30)]

우리는 앞서 두 유형의 대상관계(임시 대상관계와 더 성숙한 대상관계)를 기술하였다. 임시 대상관계는 자아의 외부에 대상이 존재한다는 것을 인정하지만, 대상이 자기와 분리되어 있다는 것은 주술적 환영에 의해 부정된다. 이런 양식의 관계맺음은 모든 사람에게 어느 정도 지속되고, 대상이 주체와는 확연히 구분되는 더 성숙한 대상관계 양식과 나란히 존재한다. 비록 어떤 의미에서 임시 대상관계가 환영이라 하더라도(즉, 대상의 속성이 주체에 의해 창조된다는 점에서), 그럼에도 불구하고 대상은 만족의 원천이 된다. 대상이 주체에 의해 창조되기는 하지만, 그것은 여전히 대상이다. 그것은 자기(self)가 안전을 위해 필요로 하는 어떤 것이다. 경계선 환자나 정신분열 환자의 치료를 통해 살펴보면, 환자에게 치료자는 절대적으로 중요한 존재임을 알 수 있다. 이 세상에서 환자의 안전이 마치 가는 실(즉, 치료자와의 유대)에 달려 있는 것처럼 보인다. 대상으로서의 치료자의 신뢰성은 다른 무엇보다 중요한 관심사이다. 치료자가 자신과 분리되어 있다는 것이 단지 부분적으로만 인지된다는 사실에도 불구하고 말이다. 이러한 사람들은 현실을 왜곡하고, 현실에 강렬한 분노를 느끼며 그들이 바라는 대로 현실을 변형시키고자 시도한다. 그럼에도 불구하고, 그들은 현실에 대한 관심을 유지한다. 나는 6장에서 한 예로 남편의 자위행위에 대한 망상을 가지고 있는 여성의 사례를 제시하였다. 남편은 종종 그녀가 미워한 어머니와 동일시되었다. 그러나 그녀는 남편에 대한 관심을 유지하였다. 그래서 나는 질병분류학적인 범주를 구분함이 가능하다고 주장하였다. 어떤 경계선 환자 및 정신분열 환자는 대상에 대한 관심을 유지

30) 감각 박탈이라는 방법으로 환각을 유도하려는 최근의 시도는 실험적 대상박탈을 낳는다고 나는 믿는다. 물론, 환경대상과의 접촉은 감각을 통해서만 유지될 수 있다. 눈가리개나 붕대 등을 이용하여 인위적으로 감각을 차단하면, 이 "감각 박탈" 또한 대상관계를 유지하는 수단이 되는 지각을 차단한다. 슬로컴 선장과 맨리의 경험은 그런 감각 박탈이 그렇게 중요한 것이 아님을 나타낸다. 왜냐하면 그들은 바다와 전쟁을 치르면서 틀림없이 지속적으로 강렬한 감각에 노출되었을 것이기 때문이다.

하고 있으며 비록 *"현실"*을 싫어하지만 그래도 현실에 대한 관심을 유지할 수 있다(Bion, 1959). 반면 다른 환자들은 환각이라는 수단을 이용하여 새롭고 더 만족스러운 현실을 재창조하려 한다. 프로이트는 다음과 같이 기술하였다(1924a).

> 정신증 환자에게 있어 현실의 변형은 이전에 현실과 가졌던 관계의 정신적 침전물을 기반으로 이루어진다. 여기서 정신적 침전물이란 이전 현실에서 도출한 판단, 관념, 그리고 기억의 흔적을 말하는데, 바로 이러한 것들에 의해 현실이 마음에 표상된다. 그러나 그 관계는 결코 폐쇄적인 것이 아니었다. 새로운 지각에 의해 끊임없이 풍성해지고 변경되었다. 그래서 정신증 환자는 또한 새로운 현실에 해당되는 종류의 지각을 입수해야 하는 과제에 직면한다; 그리고 이것은 환각에 의해 매우 철저히 변화된다[p. 185].

사랑의 지배적인 양식이 임시적이라는 측면에서 정신증 환자라 할 수 있는 사람들이 있다. 이들은 타인이 자신과 분리되어 있다는 것을 받아들이지 못한다. 이들은 자신이 사랑하는 대상과 세상을 자신의 양가적인 전지전능 소망에 일치하도록 변형시키려 한다. 하지만 이들은 환각이나 망상 체계를 이용하여 현실을 대신하는 *대체물*을 형성하지는 않는다. 다른 범주의 사람들은 현실과 "단절"하여 환각이라는 방법으로 타인들과의 관계를 대신할 대체물을 만든다.[31)]

31) 이 다른 (환각을 불러일으키는) 집단은 다른 때에는 외부 대상에 관심을 유지한다. 이 질병분류학적 범주는 항상 외부 대상에 관심을 유지하고 있으면서 안정된 망상체계나 환각을 결코 만들어 내지 않는 일부 정신증 환자가 존재한다는 사실에 기반을 두고 있다.

어떤 종교 집단들은 우리의 질병분류학적 구분에 비유된다. 막스 베버(Max Weber)는 청교도와 같은 금욕주의자와 신비주의자를 대비시켰다(Weber, 1992). 금욕주의자는 현실을 증오하며 자신의 바람대로 그것을 변형시키려 하지만 여전히 현실에 대한 적극적인 관심을 유지한다. 신비주의자는 세상으로부터 도피하며 자신의 내적 삶에 대한 명상으로 만족을 찾고자 한다. 근본적인 것은 서로 다른 현실과의 *관계*이다.

환각을 통해 보다 만족스러운 환경을 만들어내는 능력은 일부 정신분열 환자에게만 한정되는 기능이다. 왜 일부 환자들에게만 해당되고 다른 환자들에게는 해당되지 않는가 하는 것은 아직 분명히 밝혀지지 않았다(Modell, 1958). 하지만, 환경으로부터 회피가 대규모로 이루어지더라도, 그것이 전부가 아니다. 프로이트(1940a)는 외부 대상에 대한 관심의 유예나 철회의 일차적인 원인을 다음과 같이 기술하였다.

> 정신증 발발의 촉발원인은 현실이 참을 수 없을 만큼 고통스럽게 되었거나 본능이 극단적으로 강렬해졌기 때문이다[p. 201].

강렬해진 본능이란 공격적인 본능을 지칭하는데, 그것은 또한 파괴적인 충동과 사랑을 구분하지 못하는 것으로 경험될 수 있다(Fairbairn, 1940). 즉, 자신이 대상을 파괴할 것이라는 두려움을 느낄 때, 또는 반대로 자신이 파괴될 것이라는 두려움을 가질 때 개인의 현실과의 관계는 유예된다. 이런 종류의 철회는 순간적일 수도 있고 비교적 영구적일 수도 있다. 다음의 사례는 일시적인 환각의 과정을 보여준다. 이 환자는 몇 년을 입원해 있었으나 단지 간헐적으로만 환각을 경험했다. 그는 자신보다 나이가 많은 경쟁적인 사람과 병동에서 탁구를 치고 있었다. 그때 걸쭉한 목소리의 한 흑인 구경꾼이 "운동할 사람은 아닌 것 같군."이라고 말하며 이 환자를 놀렸다. 바로 그 순간 이 환자는 통제할 수 없는 살인적인 분노를 경험했다. 갑자기 "저 검둥이 놈"이라고 말하는 목소리들이 들려왔다. 이 목소리들은 또 "우리는 오래 머물러 있지 않을 거야, 우리는 곧 사라질 거야." 라고도 말했다. 실제 목소리들은 사라져 버렸고, 그래서 전체 일화는 아주 짧은 시간 동안(아마 몇 분 정도 내에) 일어났다. 외부 대상과 환자 사이의 관계에 갑작스럽고 즉각적인 큰 변화가 일어났음에 틀림없다. 그리고 이런 현실과의 단절이 일어나게 된 원인은 사람을 죽일 것만 같은 스스로의 분노에 대한 두려움과 복수 당할지 모른다는 두려움이었다.

다른 환자들에게 있어 현실과의 "단절"은 일시적인 것이 아니다. 환각은 몇 개월 동안, 심지어 몇 년 동안 지속될 수 있다. 때로는 환자의 남아있는 인생 모두를 환각 속에서 지내야 할 수도 있다. 다음의 사례에서, 환각은 상실한 사랑관계를 대신하는 대체물로 기능한다.

사례 예시

이제부터 제시될 사례는 환각 현상에 대한 초기 연구에서 나온 것이다(Modell, 1958). 나는 정신분열증에서 환각 경험이 이전에 생각되었던 것처럼 비난적인 성격을 가지는 것이 아니라는 것을 확신할 수 있었다. 나는 더 세밀하고 광범위한 이 연구결과를 보고 그런 점을 확인할 수 있었다. 정신분열증의 목소리에 대한 임상 정신의학계의 정형화 된 생각은 비난, 즉 일차적으로 외재화된 양심으로 기능한다는 것이다. 이 견해는 일방적이었던 것으로 입증되었다. 왜냐하면 나는 목소리들이 보다 더 폭넓은 기능을 가지고 있음을 관찰할 수 있었기 때문이다. 프로이트가 제안했듯, 실재 외부 대상에 대한 자아의 관계는 환각 경험 속에서 재창조된다. 환각은 부모대상과의 실제 경험과 부모대상에게 소망하는 것 모두의 요소를 재창조한다. 발달의 여러 단계에서 가졌던 경험들과 소망들은 환각의 즉각적인 지각 경험에 의해 응축된다. 이는 수면 중 꿈 작업이 서로 다른 발달 단계에서 가졌던 요소들을 응축하는 것과 거의 동일하다. 예를 들면, 환각 경험의 어떤 측면은 임시 대상관계 단계의 잔재들이라 할 수 있다. 말하자면, 목소리들이 집행기능을 수행하여, 환자로 하여금 말을 하게 하고, 바느질이나 요리에 대한 힌트를 주는 등의 기능을 한다. 이 기능들은 어머니가 수행했던 기능들(나중에 자아 내로 함입된다)의 잔재들이다. 환각 경험의 다른 측면들은 이후 발달 시기에 발생하는 소망들이 충족되었음을 보여준다. (다음의 인용들은 환자의 이야기를 녹음하여 풀어 쓴 것이다.)

이 환자는 30세 여성으로 만성적인 정신병을 앓고 있다(비록 그녀가 환각 기간 동안에만 입원해 있었지만). 그녀는 최소한 1년 반 정도 목소리를 듣고 있었다. 이러한 목소리는 "왼쪽 귀에 남자" 그리고 "오른쪽 귀에 여자"로 묘사되었다. 목소리는 남편과 멀어지면서 시작되었다. 그래서 그 환각 경험은 남편과의 사랑관계 상실에 대한 대체물인 것으로 여겨진다. 나는 환각 경험의 내용과 직접적으로 연관되는 몇 가지 두드러진 사실들을 제시하고 싶다. 이 여성은 생애 초기 심각한 박탈을 경험하였다. 유아기 때 부모가 헤어졌다. 그녀의 어머니는 외할머니에게 그녀를 맡겼다. 알코올 중독자였던 그녀의 아버지는 그녀가 태어나자마자 곧 가정을 떠났으나, 가끔 그녀를 보러 오곤 했다. 때때로 그녀의 아버지는 성적으로 유혹하는 행동을 하였다는 타인들의 증언이 있다. 그녀가 사춘기일 때 아버지가 그녀의 가슴을 어루만지는 것이 목격되었다. 이러한 사실의 중요성은 환각 경험의 내용과 관련하여 파악될 수 있다. 그녀를 버린 어머니는 계속해서 그녀와 함께 하며, (환자가 생각하기에) 자신을 감시하기 위해 고용된 여성의 목소리로 대체되었다. 성적으로 유혹하는 아버지는 성적 흥분을 경험할 수 있게 해 주는 남성 목소리로 대체되었다. 그녀가 이 목소리에 대해 아무런 책임감을 느끼지 못하였으므로 이에 따른 죄의식도 없었을 것이다.

비록 환자가 그 목소리가 누구의 것인지 직접적으로 식별하지는 못했지만, 그녀가 한 연상에 따르면, 그 목소리의 주인공은 부모로 추정될 수 있음이 분명했다. 환각 경험 속에서 그렇게 재구성된 부모 인물들은 실제 관계 및 소망하는 관계 모두의 요소를 가지고 있었다. 남성의 목소리는 변함없는 동반자, 연인, 친구로 기술되었다. "나는 그가 언제나 내 귀에 있는 대신 나에게 와서 말을 걸어 주었으면 좋겠어요. 당신에게 죄책감을 들게 하겠지만, 그는 내가 병원을 나온 이후로 쭉 나와 함께 있었어요. 그가 내 욕실에 있길 바라진 않아요. 그렇지만 그가 들어와 내 소파에서 나와 얘기하기 원한다면 기꺼이 그와 이야기할 거예요. 그가 나를 원한다면 하루 종일 그와 보낼 거예요."

현실에서 환자를 거부했던 어머니는 그녀에게 구강 성행위(blow)를 원하는 "바지 입은" 여성으로 인지되었다. 여성 목소리와의 관계에 있어서 모성적 측면은 여성 목소리가 때때로 "화장실은 다녀왔니?" (대변을 보고 왔냐는 의미로)와 같은 따뜻한 관심을 표현하는 것으로 나타났다.

그녀는 자신이 남편과 갖는 성 관계 경험을 남성과 여성 목소리 모두와 공유한다고 믿었다. 예를 들어, 남성의 목소리는 남편과의 관계에서는 결코 가져보지 못했던 오르가즘을 갖도록 그녀를 "정상화시켜" 주었다. "그것은 최음제를 먹은 것처럼 느끼게 해 줍니다. 그것 때문에 가책을 느껴요. 그들을 막아낼 순 없어요. 내가 할 수 있는 게 아무 것도 없었어요. 그래서 기분이 좋지 않아요." 비록 환자는 여성 목소리가 직접적으로 생식기의 감각을 만들어 낸다는 것은 부정했지만, 자신에게 "구강 성행위"를 하는 것이 이 여성의 바람이라고 설명하였으며, 자신이 남편과 성관계를 하는 동안의 질 감각을 이 여성이 소극적으로 경험했다고 느꼈다. "밤에는 여자가 나한테 너무 많은 관심을 가져선 안 된다는 생각이 그냥 들었어요… 우리 어머니는 내게 그리고 내 감정에 관심이 없을 거예요. *우리 어머니는* [성관계 중에] *내 뒤에 서서 들으려 하지 않을 거예요.* 그건 너무 한 거죠. 너무 지나친 거지요. 여자가 다른 남자의 부인에게 관심을 가져서는 안 되죠. 전 남자를 사귈 순 있지만 여자는 사귀고 싶지 않아요. 그녀는 저를 너무 좋아해요. 전 이해할 수가 없어요."

남성 목소리는 그녀에게 성적 흥분을 불러일으켰다. 소리의 성애화가 두드러졌다. 환자는 이 소리에 불안과 흥분이 혼재된 반응을 하였다. 그녀는 귀를 막아서 그 자극으로부터 벗어나려 애썼다. "알진 못했지만 듣고 싶지 않았어요. 그것은 저에게 만족감을 주었던 누군가의 목소리일 뿐이었어요. 맨 처음 시작됐을 때 두려워서 그것들을 지우고자 애썼어요. 그래서 듣고 싶지 않은 마음에 그들을 계속해서 밀어냈어요. 단지 원치 않았고 내 귀를 계속 막았어요. 무서웠어요. 정말."

비록 우리가 이런 원색적인 장면과 관련된 본능적 소망에 초점을 두었지만, 더욱 원초적인 다른 소망들도 응축된다. 예를 들어, 환자는 목소리들이 자신에게만 관심을 갖고 있다는 믿음(즉, 다른 의미에서 목소리들은 일대일, 양자관계를 재창조했다)에서 오는 만족을 경험하였다.

여성의 목소리는 매우 복잡미묘한 사안에 대해 조언을 하였다. 목소리는 그녀에게 바느질하는 법과 요리하는 법을 알려주었고, 쇼핑 등을 하는 동안 여러 가지 지시를 하였다. 이러한 것들은 특히나 여성적인 활동들이다. 비록 환자가 그 목소리의 조언을 따르긴 해도, 그녀는 그것을 "간섭"으로 여기며 분개했다. "내가 실수할 때, 그녀는 바로 뭐라고 하지요. 저에 관한 한 인내심이 없지요. 전 스스로 뭔가를 해 보려 해요. 옷핀 앞치마를 만들려 하면, 그녀가 내 옆에서 무엇을 해야 할 지 말하려 하죠. 진정한 친구라면 저를 혼자 둘 겁니다. 그러면 그녀는 다소 지나치게 불안해 합니다. 전 혼자 있고 싶어요. 내가 그녀에게 도움을 청했다면 모르겠지만, 그러지 않는 이상 전 그녀의 방해를 받고 싶지 않아요."

정신분열증에 있어서 대상상실과 복원에 대한 프로이트의 개념

정신분열증에 있어서 대상 및 현실에 대한 자아의 관계를 고려하면서, 나는 두 개의 다른 질병분류학적 집단이 있음을 제안했다. 한 집단은 대상과 현실에 대한 관심을 유지하고, 다른 한 집단은 현실로부터 도피하며 현실에 대한 대체물을 형성한다.

원래, 프로이트는 정신분열증의 경우 철회(철수)가 근본적인 것이라 믿으며 후자만을 고려했다. 정신분열 환자는 사랑관계를 유지할 수 없고 그래서 전이가 불가능하다고 그는 생각했다. 이에 관해 정신분석가들 사이에서는 프로이트가 틀렸다는 일반적인 합의가 있다. 일부 분석가들은 정신분열적 철회(철수)의 존재에 의문을 가지고 있다. 이들은 사랑관계를 유지하는 능력에 관해 신경증 환자와 정신증 환자 사이에 근본적인 차이가 없다고 제안한다. 존재하는 차이는 "자아와 본능적 퇴행 정도의 차이(differing degree of ego and instinctual regression)"를 나타내는 것으로 이해된다(Arlow and Brenner, 1964).[32] 프로이트의 원래 견해는 한 쪽으로 치우쳐 있었다. 그리고 정신분열에서 전면적인 철회가 일어난다는 것을 부정하는 이들 역시 한 쪽으로 치우친 견해를 나타낸다.

정신분열에 관한 프로이트의 주요 논문(1911b)은 저명한 독일 법학자, 다니엘 파울 슈레버(Daniel Paul Schreber)의 자서전에 대한 그의 해석에 근거를 두고 있다. 슈레버의 자서전은 원래 1902년에 출판되었고, 프로이트의 해석은 1911년에 출판되었다. 슈레버는 아마도 현대 정신의학계에서 가장 잘 알려진 정신분열 환자일 것이다. 왜냐하면 그의 자서전에는 정신병리학적 내용을 망라하는 방대한 자료가 제시되어 있기 때문이다(Macalpine and Hunter, 1955 참조).

프로이트는 "세계의 종말"을 경험했다는 슈레버의 망상에 특히 주목했는데, 이 망상은 사람들로부터 그리고 외부 세계로부터 리비도의 철수를 심리적으로 나타내는 것으로 해석되었다. 프로이트는 슈레버의 건강염려증적 불평과 과대망상적 자기팽창이 대상으로부터 철수한 리비도가 자아에 투여되고 있음을 나타낸다고 보았다. 이 관찰은 [자기애에 대하여](Freud, 1914)에 나타난 바와 같이 정신분석 이론의 중요한 재공식화로 이어졌다.

> 망상분열로 칭하고자 하는, 이런 종류의 환자는 두 가지의 근본적인 특성, 즉 과대망상 및 외부 세상(사람과 사물)에 대한 관심의 철회(diversion)를 나타낸다. 후자의 결과, 정신분석

---

32) "현실과의 단절이나 대상관계의 상실을 보편적인 것으로 그리고 정신증 발병의 특징으로 간주하기보다는 정신증 환자의 다양한 자아기능에 있어서 방어 장애(defensive disturbance)로 이야기하는 편이 훨씬 더 정확한 것으로 생각된다."(알로와 브레너(Arlow and Brenner)로부터 인용, 1964, p. 157.)

은 이들에게 영향을 주지 못하고, 따라서 이들을 치료할 수 없다. 하지만 망상분열증 환자의 외부 세계에 대한 관심 철회는 보다 세밀하게 묘사될 필요가 있다. 히스테리 또는 강박신경증으로 고통받는 환자 역시 자신의 병이 지속되는 한, 현실과의 관계를 포기한다. 그러나 이들이 사람 및 사물과의 성애적 관계는 결코 단절하지 않았음을 분석을 통해 알 수 있다. 이들은 여전히 공상 속에서 그들을 유지하고 있다. 즉, 이들은 한편으로 실제 대상을 기억으로부터 만들어 낸 상상적인 대상으로 대치하거나, 양자를 혼합하기도 한다. 다른 한편으로, 이들은 이러한 대상과 연결된 목표를 달성하기 위해 신체적인 움직임을 포기한다. 우리는 융이 무비판적으로 사용한 리비도의 '내향성(introversion)'이란 용어를 이런 조건의 리비도에게만 합당하게 적용할 수 있을 것이다. 망상분열은 이와 다르다. 이들은 실제 외부 세계의 사람과 대상으로부터 리비도를 철회한다. 이들은 외부 세계의 사람과 대상을 공상 속 다른 무엇인가로 대치하지 않는다. 이들이 외부 세계의 사람과 대상을 무엇인가로 대치하려 한다면 그 과정은 이차적인 것이며, 리비도를 대상으로 되돌리도록 설계된 회복의 시도로 보인다[p. 74].

프로이트는 신경증 환자의 공상적 산물과 정신분열증 환자의 "복원" 증상을 대비한 것으로 보인다. 그는 신경증에 있어 공상은 대상에 대한 대체물이고, 정신증에 있어 환각 경험은 사랑관계를 재확립하기 위한 시도를 나타낸다고 제안한다.

프로이트의 정신분열에 관한 임상경험은 매우 제한적이었다는 것을 우리는 알고 있다. 바로 이것이 프로이트가 틀린, 하나의 경우라고 믿는다. 우리가 관찰한 바에 따르면 프로이트의 복원에 관한 개념을 지지할 수 없다. 우리는 환청이 대상과의 관계를 재확립하려는 시도가 아니라 외부 대상의 *대체물*을 찾으려는 시도라고 생각한다. 환각은 사랑관계의 상실이 있었음을 나타내는 지표이다. 대상이 복구되고 안 되고는 다른 요소들에 의해 결정되지, 환각과정 자체의 결과가 아니다(Modell, 1960). 프로이트는 이 점에 있어서 독단적이지는 않았다. 그는 이후의 논문에서 환각은 외부 세계에 대한 지각을 대체한다는 우리의 관찰과 가까운 견해를 표명하였다(Freud, 1924a).

프로이트가 환각을 외부 세계에 대한 지각을 대체한 것이라 믿었다 해도, 환각을 상실한 대상에 대한 대체라고는 생각지 않았다. 하지만 프로이트는 정신분열증에 있어 대상에 대한 언어적 표상은 대상 그 자체에 대한 대체로 기능한다고 [무의식](1915a)에서 제안하였다.

이 논문에서 프로이트의 "대상"의 개념은 더 많은 주목을 받을 만하다. 왜냐하면 우리가 5장에서 언급했듯이 "대상"의 개념은 학문적으로 표상의 심리학(대상의 표상은 "물 그 자체"이다)으로부터 부분적으로 파생되었기 때문이다. 역으로 프로이트는 표상이 외부 대상을 표시하는 단어와 연결된다고 믿었다. 그는 본래의 "표상"을 "무의식적 물 표상(unconscious thing representation)"으로 칭했다. 프로이트에 따르면, 외부 대상으로부터의 관심의 철회는 마음 속의 "대상에 대한 무의식적 표상의 상실", 즉 외부 대상에 대한 원초적 정신 표상("무의식적 물 표상")의 상실로 나타난다. 그러나 프로이트는 한때 대상을 표시했던 단어가, 정신분열 환자에게 상실한 대상에 대한 대체로 사용된다는 점에 주목하였다.

프로이트는 철학으로부터 빌려 온 대상표상 이론과 정확한 임상적 관찰(즉, 정신분열증에서 단어는 그것이 표시하는 사물의 대체가 된다는)을 결합시켰다. 만일 "대상에 대한 무의식적 표상"을 내부 세계에서의 대상표상으로 해석한다면, 우리는 정신분열증의 대상관계에 대한 이론으로 이 공식을 받아들일 수 없다. 우리가 지금까지 보여주려고 했던 바와 같이 이것(대상에 대한 무의식적 표상)은 정신분열적 철회에서 상실되지 않는다. 우리는 이와는 정반대, 즉 정신분열에서 외부 대상과의 관계는 상실될 수 있지만 대상에 대한 무의식적 표상은 유지된다는 결론에 도달했다.

"내부 대상"의 개념

우리는 특정한 경우 내부(심리내적) 세계가 외부 대상에 의해 제공되는 만족과 유사한 만족을 제공할 수 있다는 것을 보여주고자 했다. 내부 세계의 생산물인, 환각 목소리는 외부 사랑대상과 유사한 방식으로 기능한다. 따라서 "내부" 대상으로 칭해질 수 있다. 하지만, 내부 세계의 모든 만족의 원천이 꼭 사랑대상의 대체물로 기능하는 것은 아니다. 예를 들어, 공상에 의해 제공된 만족이 반드시 사람에 대해 관심을 상실했다거나 공상 자체가 대상을 대체하고 있다는 것을 나타내는 것은 아니다. 공상 그 자체를 "내부 대상"으로 기술하는 것은 의미가 없을 것이다. 단지 특정한 경우에만 내부 세계가 다른 사랑관계의 대체물로 기능한다. 나는 멜라니 클라인과 그녀의 학생들이 내부 대상에 대

33) 내부 대상의 개념은 또한 페어번의 대상관계 이론의 중심부분이다. 그러나 페어번 역시 클라인이 공상과 심리적 구조를 동등시하려 했다고 비판하고 있다(Fairbairn,1952, p. 154): "멜라니 클라인은 대상을 입으로 함입하는 공상이 어떻게 내부 대상을 심리내적 구조로 구축할 수 있는지에 대해 흡족하게 설명하지 못하였다. 그리고 내부 대상이 그 같은 구조를 갖추지 않는다면, 그들은 내부 대상으로 이야기될 수 없다. 왜냐하면 그들은 단순히 공상의 산물로 남아 있을 것이기 때문이다."

한 개념에 있어 다소 폭넓은 견해를 취하고 있다고 본다.[33] 다음은 내부 대상에 대한 멜라니 클라인의 정의로, 그녀의 논문 [애도: 조울상태와의 관계(*Mourning: Its Relation to Manic-Depressive States*)]에서 발췌한 것이다(1940).

> 나의 연구에서 힘주어 강조해 온 이 내면화의 과정은 아동과 처음에는 엄마, 그 다음에는 아빠, 그리고 타인과의 관계를 따라 진행된다. 자신의 부모를 함입한 유아는 깊은 무의식적 공상이 경험되는 것과 같이 구체적으로 부모가 자신의 몸 속에 살아있는 것처럼 느낀다. 말하자면, 아이의 마음 속에서 부모는 내가 정의한 바대로 '내부의' 또는 '내적' 대상이다 [p. 312].

아이가 부모를 자신의 몸 속에 살아있는 사람이라고 공상한다는 사실을 반박할 수 없지만 핵심 이슈는 공상의 사용, 말하자면 공상이 외부 대상과의 관계에 대한 *대체물*로 사용될 수 있는가이다. 이 경우, 클라인은 기술 언어와 이론 언어를 혼동하고 있다(Zetzel, 1956b).

우리는 이제 우리의 기술을 이론 틀 내에 위치시키는 문제에 접근하고 있다. 바로 이 문제가 나머지 장에서 시도될 것이다.

8장

지형적 퇴행과 구조적 변화: 대상관계의 기술을 위한 이론적 모델

우리는 자아가 환경 및 현실과 갖는 관계를 개념화하기 위해 두 가지 다른 양식을 사용해 왔다. 하나는 구조와 관련되고 다른 하나는 기능과 관련된다. 앞 장들에서 우리는 자아의 현실검증이 특정한 정신구조들의 발달 결과라는 것을 강조하였다. 말하자면, 자기와 대상을 구별할 수 있게 해 주는 자율적인 지각기능의 발달, 그리고 지각을 통해 획득한 지식을 수용할 수 있게 해 주는 정체감의 발달이 그것이다. 정체감은 자아구조에서 시작된 것이지만 전체로서의 자아와 동일한 것은 아니다(Hartmann, 1950, p. 85). 우리가 지적했던 것처럼 자기감은 상대적으로 안정적이다. 그러나 자기감은 청소년기부터 집단 동일시에 의해서 계속해서 풍부해진다는 의미에서 퇴행과 전진이 이루어지게 된다. 더욱이 각각의 새로운 사랑관계는 사랑하는 대상과의 새로운 동일시라는 수단을 통해 자기감을 풍부하게 하는 데 기여한다. 이러한 동일시는 "현실"의 서로 다른 부분을 분류해 내고 조직해 내는 데 기여한다.

이러한 구조적 개념에 대응하는 것으로 자아 내 한 가지 가설적 조직을 언급하였다. 이 조직은 어떤 면에서는 만족의 원천에 상응하는(즉, 환경에 대한 직접적인 행위를 통해 만족을 추구하는지, 아니면 사람에게서 충족되기를 기대하는 만족에 대한 대체물로 기억과 이미지를 사용하는지에 따라 달라지는) "야누스 얼굴을 한" 조직으로 잠정적으로 언급되었다. 독자들은 여기서 "만족"이라는 용어가 감각적인 쾌락에 대한 소망 뿐 아니라 처벌에 대한 소망을 포함하는 폭넓은 의미로 사용되고 있음을 기억하기 바란다. 이 내적 세계는 프로이트 또한 꿈 소망의 연장으로 보았던 처벌 꿈(punishment dream)과 유사한 기능을 수행한다.

이러한 구분은 또한 환경에 대한 표상 양식, 즉 표상이 있는 그대로의 대상과 부합되는지 혹은 "현실"과 부합되는지, 아니면 표상이 본능적이고 방어적인 욕구와 부합되도록 상징적으로 조작되는지에 상응한다. 우리는 구조와 기능이라는 2개의 메타포를 사용하여 자아가 환경과 맺는 관계를 그려내려 하고 있다.

기능적 관점과 구조적 관점을 독립적으로 취급하는 관점은 완전하지 못하다. 기능적 변인과 구조적 변인의 병렬상태를 허용하는 이론 모델이 요구된다. 논지를 전개하기 위해 우리는 구조와 기능 사이의 관계를 다음과 같이 기술할 것이다: *동일한 구조가 시간에 따라 다른 기능을 할 수 있다.*

현재 이런 종류의 모델은, 프로이트의 표현을 빌자면, "지적인 발판"이라 할 수 있다. 즉, 낯선 것을 보다 친숙한 맥락으로 가져오는 방법이라는 점에서 유용한 과학적 메타포이다. 프로이트가 얘기하고자 했듯이 모델은 과학적 허구이다. 너무 진지하게 받아들이지도 말고, 현실 그 자체로 받아들이지도 말아야 한다. 모델은 관찰을 통해 제안된 추상(abstractions)이지, 관찰한 것 그 자체를 합해 놓은 것이 아니다. 모델은 불가피하게 데이터를 이상화한다.

인간 마음의 복잡성을 기술하기 위해서는 어떤 이상화 체계가 필요한데, 이 체계는 세상의 초기 상태를 규정하는 물리학자의 능력과 유사하다. 프로이트는 관찰한 바를 이상화하여 자연현상에 어떤 방식의 질서를 부여할 수 있도록 정신적 기구의 다양한 모델을 제공하였다. 언급한 바와 같이, 프로이트는 자신의 모델을 너무 진지하게 받아들이지 않았다. 그는 당면 과제에 부합되게 메타포를 채택하기도 하고 버리기도 했다. 그러나 비전문가인 독자는 프로이트의 메타포적인 정신기구가 채택한 두 개의 주요한 형식, 즉 지형형식과 구조형식에 대해 아는 것이 중요하다[폭넓은 논의에 대해서는 Gill(1963)과 Arlow와 Brenner(1964)를 보라]. 지형모델은 프로이트(1900)의 [꿈의 해석(*The Interpretation of Dreams*)] 이론 부분에 소개되었다. 이것은 본질적으로 "사고실험"이었다. 갈릴레오의 사고실험[34]과 유사하게 추상적 원리라는 것을 이용하여 관찰한 것에 질서를 부여하려 했던 시도였다. 그러나 프로이트에게는 갈릴레오가 사용했던 수학의 역할을 수행할 언어, 즉 언어적 메타포를 통해 획득된 추상이 필요했다. 이 모델을 적용하여 관찰한 주요 현상은, 꿈의 형성과 신경증에 있어서의 억압이었다. 이러한 관찰로부터 프로이트가 이끌어낸 주요 개념적 추상은 방어벽에 의한 본능적 방출의 조절이라는 개념, 그리고 의식과 무의식 간의 관계였다. 그는 공간적 메타포를 도입하였다. 즉, 감각 투입을 운동 산출과는 별개인 반사궁(reflex arc)의 경로에 비유하여, 마음을 몇

---

34) 바이츠제커(Von Weizsacker, 1964)는 다음과 같은 점에서 아리스토텔레스와 갈릴레오를 대비시켰다. 아리스토텔레스는 현상을 구해 내기 위해 자연을 보존하기 원한다는 점에서 지나치게 경험적이었다. 반면에 갈릴레오는 우리가 경험하지 않은 세계를 묘사하는 용기가 있었다.

개의 체계로 나누었다. 이러한 메타포는 대체할 수 있는 전하(charge)라는 개념, 즉 다양한 강도의 카테시스(cathexis)를 도입하였다는 점에서 신경생리학 모델에 근원을 두고 있다. 그러나 프로이트는 공간적 비유, 즉 체계 개념을 의도적으로 뇌 구조에 상응시킨 것은 아니었다는 점을 명백히 하였다. 카테시스의 개념을 이용해서 프로이트는 체계 간의 방향적 관계나 순차적 관계를 기술할 수 있었고 또한 양적인 요소를 도입할 수 있었다. 이러한 도식(schema)에 따라 3개의 체계가 고안되었다. 즉, 무의식(Ucs), 전의식(Pcs), 그리고 의식(Cs)이 그것이다.[35) 프로이트(1900)는 [꿈의 해석]에서 다음과 같이 기술하였다.

> 따라서 우리는 이 정신기구를 복합 도구(compound instrument)로 묘사할 것인데, 이것의 요소들을 '기구(agencies)' 또는 (보다 명료하게 하기 위해) '체계(systems)'라고 이름 붙일 것이다. 다음으로 렌즈의 다양한 체계가 망원경 내에 정렬해 있는 것과 같이 이러한 체계들도 서로 간의 일반적인 공간 관계로 정립되어 있을 것으로 기대된다. 엄격히 말해서 심리적 체계가 실제 공간적 순서로 정렬되어 있다는 가설을 세울 필요는 없다. 특정 심리 과정 내에서 자극(excitation)이 일정한 시간 순서(squence)로 그 체계들을 거쳐 간다는 의미의 고정된 순서가 확립된다면 그것으로 충분할 것이다. 다른 심리 과정에서는 그 순서가 아마도 달라질 것이다. 이에 대해서는 하나의 가능성으로 그냥 남겨 놓고자 한다. 앞으로 이런 정신기구의 요소들을 Ψ-'체계'라고 부를 것이다[pp. 536-537].

---

35) 이것은 당연히 지나치게 단순화시킨 표현이다. 보다 자세한 설명은 Gill(1963)을 보라.

프로이트의 정신분석 경험이 깊어짐에 따라 무의식과 의식의 관계는 더 이상 마음에 대한 모델이 적용되는 주요 관찰 대상(set)이 아니게 되었다. 이러한 변화는 관심사가 일시적인 증상으로부터 보다 지속적이고 잘 변하지 않는 성격의 분석으로 바뀌었음을 반영하였다. 해석을 통해서 억압의 장벽을 해제시키는 것, 즉 무의식을 의식으로 만드는 것은 그 자체만으로는 임상적 변화를 불러일으키는 데 충분하지 않다. 프로이트는 저항의 힘, 특히 무의식적 죄책감의 중요성을 깨닫게 되었다. 무의식적 충동의 출현에 저항하는 힘 그 자체도 무의식적인 것으로 관찰되었기 때문에 의식적 생각과 무의식적 생각을 구별하는 것은 덜 중요해졌다. 보다 중요한 것은 지속적이고 완고하고 끈질긴 성격의 특성이었다. 1923년 무의식, 전의식, 의식은 원초아(id), 자아(ego), 초자아(superego)의 구조로 대체되었다. 이렇게 되었다고 해서 지형이론과 구조이론이 서로 동등한 것이라는 의미는 아니다. 사실은 프로이트의 전체적인 개념화 양식에 큰 변화가 있었던 것이다.

지형이론과 구조이론 간의 관계에 관해서는 정신분석 역사학자들 간에 현재 논쟁 중에 있다. 어떤 학자들은 프로이트가 지형모델을 대신하기 위해 구조모델을 의도했다고 제안한다. 반면 다른 학자들은 지형 메타포가 이후의 구조모델 내에 통합될 수 있다고 제안한다. 이런 논쟁은 우리의 현재 목적과는 관계가 없다. 프로이트가 지형 메타포를 포기했는지 아니면 유지했는지는 정신분석사의 문제이다. 앞서 있었던 일이 메타포의 선택을 제한할 필요는 없을 것이다.

프로이트의 1923년 경험 이후로 임상적 관심의 초점은 다시 변화되었다. 저항과 자아 방어 문제들은 이미 잘 알려져 있었다. 더 나은 개념화가 필요한 임상 경험 영역은 장애가 있는 인간 대상관계이다. 현재 필요한 것은 환경에 대한 자아의 관계를 더 잘 개념화할 수 있고 대상관계에 있어서의 후퇴와 전진을 포괄할 수 있는 모델이다.

우리는 기능과 구조의 변화가 두 개의 서로 다르지만 관련된 개념화 양식을 필요로 한다고 제안하고 싶다. 이러한 이유로 자아 내의 기능적 변화를 나타낼 수 있는 지형 비유를 유지하고 싶다. 동시에 발달적(역사적) 과정의 결과라 할 수 있는, 자아 내 어느 정도 지속적인 형태(configuration)를 나타낼 수 있는 구조 비유도 유지하고 싶다. 그렇다고 프로이트의 지형이론을 [꿈의 해석]과 [무의식에 대하여(*On the Unconscious*)]에 기술된 것처럼 이용하겠다는 것은 아니다. 오히려 프로이트가 사용했던 사고방식을 대상관계의 변화를 설명하려는 우리의 문제에 적용하고 싶다. 이러한 사고방식 중 중요한 한 가지는 카테시스이다. 말하자면, 카테시스는 강도와 방향을 가지고 있는 '전하'라 할 수 있는데, 이것이 함의하는 바는 양과 공간 배열 개념이다. 이는 순전히 상상적인 모델이다. 단순히 개념화를 돕기 위한 장치라 할 수 있다. 공간적 비유를 좋아하지 않는 독자들은 공간 개념을 대신해서 순서(sequentiality) 개념을 사용할 수 있다. 우리는 어떤 차원 또는 모수치(parameter) 상의 변화를 기술하기 위해 분명한 지적 도구를 개발하려 한다.[36)]

나는 자아 내의 기능적 조직을 야누스 얼굴을 하고 있다고 기술했다. "자아의 한 부분"은 외부 세계로부터 만족을 얻기 위해 조직되었

36) "퇴행"이라는 용어는 특정 차원에서의 변화를 나타내기 위해 오랫동안 쓰여 왔다. 이것은 이상적인 용어는 아니다. 뭔가 유아적이고 부적응적임을 함축하기 때문이다. 요컨대 판단적인 의미를 함축하고 있다. 그러나 지형적 변화를 기술하는 것으로 이 용어를 사용하는 것은 가능할 것이다. 그러나 정신구조의 개념에 "퇴행"이라는 용어를 적용한다면 그것은 적절하지 않다. 예를 들어 정체감 발달에 실패했다는 것이 더 높은 수준의 발달로부터의 퇴행을 의미하지는 않을 것이다. 왜냐하면 더 높은 수준의 발달은 결코 성취되어 본 적이 없을 것이기 때문이다. 이 경우 우리는 퇴행이 아니라 발달의 정체(arrest)를 기술하고 있는 것이다. 다른 경우, 특히 약한 정체감이 완전히 해체될 수 있는 급성 정신분열증과 같은 경우에 우리는 이를 퇴행이라고 부를 수 있다. 이러한 이유 때문에 나는 정신구조의 변화를 기술할 때 "퇴행"보다는 더 포괄적인 "변화"라는 용어를 사용했다.

으며 프로이트가 현실자아(reality ego)라고 이름붙인 것과 일치한다. 다른 부분은 내부에서 만족을 얻으며, 잠정적으로 내부 세계(inner world)라고 칭할 수 있는 것이다.

자아의 부분을 말할 때 우리는 이미 공간적 비유를 사용하고 있다.[37] [꿈의 해석]에서 지형 모델의 전개에 관하여 프로이트가 말했듯이, 우리는 원한다면 공간에 조직화된 체계라는 관념을, 어떤 계열적인 순서로 조직화된 체계라는 관념으로 대체할 수도 있다. 바로 이것이 우리가 지형학 비유를 말할 때 시도하고자 하는 일이다.

만족이 충족되는 원천에 해당되는 2개의 기능적인 체계가 자아 내에 있음을 고려하면, 우리는 외부에서 내부에로의 관심 변화를 자아의 외적 부분에서 내적 부분으로 카테시스가 변화한 것으로 개념화할 수 있다(Sandler와 Rosenblatt(1962)의 132 페이지를 보라). 이제 카테시스라는 용어는 강도와 방향이라는 개념, 전기에 비유하면 전하의 개념과 관련된 상상의 개념, 즉 메타포이다. 이것의 유용성은 방향의 변화와 양적인 변화가 동시에 포착될 수 있다는 데 있다. 지형적 퇴행은 카테시스가 외부 세계에서 내부 세계로의 변화로 정의될 수 있다. 여기에는 양적인 요소가 함의되어 있다. 그러한 추상적인 심리 모델은, 모델이 보여주려는 실제 문제와 유리되는 경향이 있다. 그래서 우리는 이 모델을 사용하여 신경증과 정신증의 대상관계를 구별해 보려 한다.

---

37) 지형이론을 구조이론으로 완전히 대치하고자 하는 저자들은 프로이트가 공간 비유를 완전히 포기하였다고 주장한다. 그러나 프로이트는 [정신분석학 개요(An Outline of Psychoanalysis)] (p. 161))에서 다음과 같이 언급하였다. "무엇인가 의식적으로 되는 과정은 우리의 감각기관이 외부 세계로부터 받아들이는 지각과 연결된다. 그러므로 지형 관점에서 볼 때 이것은 자아의 가장 바깥 쪽 피질에서 벌어지는 현상이다." 가장 바깥 쪽 피질을 말하면서 프로이트는 공간 비유를 사용하고 있다.

중요한 구조 변경 없는 지형적 퇴행-신경증 상태

정신분석치료에서 전이신경증 발달을 묘사하기 위해 이 모델을 활용해 보겠다. 이상적인 예, 소위 자아구조의 중요한 퇴행이 없는 "고전적인" 신경증을 상상해 보자. 정신분석 기법은 아동기 환상을 활성화시키고, 만일 성공한다면 분석가와의 관계에서 일어나는 유아기 신경증으로의 퇴행을 유도하기 위해 고안되었다. 환자의 지각 세계는 카우치 사용으로 인해 제한된다. 즉, 환자는 분석가를 보지 않는다. 따라서 외부 현실의 세계로부터 내부 현실의 세계로 주의가 옮겨진다.

프로이트(1912)는 전이의 발달을 다음과 같이 묘사했다.

> 치료과정 동안의 심리적 상황을 그려보자. 신경증의 시작에 있어 변할 수 없고 필수불가결한 전제조건은 융이 '내향화(introversion)'라고 적절히 이름을 붙여 놓은 과정이다. 말하자면, 의식화될 수 있고 현실을 향해 있는 리비도의 부분은 감소되고, 현실과 동떨어져 있는 무의식적인 부분(그리고 이것이 환상에 에너지를 공급하고 있다고 해도, 어쨌든 무의식적 영역에 속해 있는 부분)은 비례해서 증가한다(p. 102).

프로이트가 바로 그 초기 논문에서 순수히 본능과 관련된 개념화를 통해 기술한 것은, 현재 외부 세계에서 내부 세계로의 카테시스적 변화로 도식적인 표현을 할 수 있다. 말하자면 지형적인 퇴행인 것이다. 환자는 환상과 되살아난 초기 기억 및 초기 동일시에 사로잡힌다. 우리는 자아 내에서 또는 외부 대상 없이 만족이 추구되는 기능 면에서, 자아 안의 한 가지 특징적인 조직을 도식적으로 표현했다. 정신분석적 치료에 있어서 유아기 이마고(imagoes)에 대한 카테시스로 이루어진 지형적 퇴행의 전개 순서(sequence)는 단순히 외부 세계에서 내부 세계로의 관심 철회만을 나타내지는 않는다. 전이신경증이 발달함에 따라 분석가에 대한 강렬한 관심이 나타나기 때문이다. *지형적인 비유를 사용해서 우리는 이 전개 순서를 두 단계로 기술할 수 있다. 첫 단계는 현실자아로부터 내부 세계로의 카테시스적 변화이다. 두 번째 단계는 내부 세계에서 다시 현실자아로의 카테시스적 변화이다. 이때 만족은 분석가라는 외부 세계에서 추구된다.* 그러나 첫 단계의 지형적 퇴행을 수반하는 외부 세계로부터 내부 세계로의 카테시스적 변화 때문에 외부 세계 지각에 있어서의 변화가 발생한다. 전이신경증의 발달은 내부 세계의 내용을 외부 세계 안에 재창조하려는 시도이다. 엄마가 떠난 것에 대한 반응으로 침대 커튼 뒤로 실패(spool) 던지기 놀이를 했던 어린 소년의 예를 기억할 것이다. 그를 떠났던 엄마는 마음대로 조종할 수 있는 실패로 아이의 내부 세계에 상징적으로 표현되었다. 고통스러운 사건은, 마음대로 할 수 있다는 환영과 함께 재창조되었다. 이것이 전이신경증의 패러다임이다. 외부 대상과 관련하여 경험하는 고통은 내부 세계에 자기와 대상의 관계를 상징적으로 재창조함으로써 처리되는데, 이러한 재창조는 방어적이고 본능적인 욕구에 따라 달리 이루어진다. 어린 소년의 놀이에서처럼 주술적 요소는 유지된다. 상징적 조종을 통해 통제와 숙달의 환영이 창조된다. 즉, 외부 세계의 원래 대상이 내부 세계의 상징적 표상으로 통제될 수 있다는 환상이 창조된다. 전이신경증에서 이런 내부 현실은 외부 현실, 즉 분석가와의 관계로 전이된다. 분석가는 이전 이마고에 일치하는 것으로 지각될 뿐 아니라 무의식적으로 이런 이마고에 일치하도록 조종된다. 그래서 분석과정 자체가 내적 드라마의 재창조를 위한 무대가 된다.

여기서 나의 의도는 잘 알려진 전이신경증의 발달을 상세히 논의하고자 하는 것이 아니라, 단순히 지형적 퇴행, 즉 내부 세계의 내용이 현실자아를 침범하거나 침투하는 실례를 보여주고자 하는 것이다. 외부 세계로부터의 만족을 강렬하게 추구하지만 외부 세계에 대한 지각의 구조화는 내부 세계의 내용에 일치되게 변화한다.

전이신경증은 분명히 인간관계의 특별한 형태이다. 정신분석적 만남의 목표와 목적에 의해 창조된 독특한 관계이다. 그러나 모든 사랑대상은 어느 정도 내부 세계의 내용에 일치되게 지각된다. 그 과정을 개략적으로 기술하자면 다음과 같다. 지형적 퇴행이 있을 때, 이 퇴행의 영향은 현실자아에 의해 또한 경험될 것이다. 외부 세계에서 내부 세계로 카테시스의 변화가 생길 때 내부 세계의 상징적인 내용들은 외부를 향하고 있는 자아의 부분에 침투한다. 이러한 관찰은 정신분석에만 제한된 것이 아니며, 다른 용어로 표현하자면 외부 세계에 대한 지식이라는 캐시러 개념의 토대라고도 할 수 있는 것이다. 다음은 캐시러의 기념비적인 저작 [상징적 형태의 철학(*The Philosophy of Symbolic Forms*)](1953, pp. 91-92)으로부터 인용한 것이다.

> 과학 뿐 아니라 언어, 신화, 예술, 또한 종교는, 인간의 정신은 물론이고 현실 세계를 구성하는 토대가 된다. 요컨대 나의 세상(world-of-the-I)이 구성되는 토대가 된다. 자유롭게 투사된 기호 각각에서 인간 정신은 대상을 이해하고 동시에 인간 정신 자체와 그것의 형성 법칙을 이해한다. 그리고 이러한 특유의 상호침투는 주체와 객체 모두를 더 깊게 결정하기 위한 길을 제공한다.

캐시러의 기본적인 논지는 현실의 이해가 상징적 형식의 매개를 통해 발생한다는 것이다.

이 개념의 근본적인 중요성은 적용 범위에 있다. 이 적용 범위는 인간의 창조적 활동과 외부 환경에 대한 지각 뿐 아니라 가장 넓은 의미의 사랑관계를 모두 포함한다. 사랑과 창조성의 상호관련성은 정신분석학 외부에서 인정받고 있다. 사랑하는 능력이 상상 행위라는 점에서 사랑은 창조적 행위로 간주되고 있다. 그러나 사랑의 형식은 개인이 창조하기도 하지만 문화적 스타일의 영향도 받는다(Singer, 1966).

지금까지는 구조적 퇴행이 (상대적으로) 없는 상황에서의 지형적 퇴행을 살펴봤다. 이것은 크리스(Kris)가 말한 "자아를 위한 퇴행(regression in the service of the ego)" 개념과 매우 가깝다(비록 크리스는 지형적 퇴행과 구조적 퇴행을 구별하지 않았지만). 크리스는 자아가 자신의 목적을 위해 일차과정(primary process)을 사용한다고 심미적으로 표현하였다(*The Psychology of Caricature,* 1935). 거기서 그는 "자아를 위한 퇴행"이라는 절묘한 어구를 만들었다. 크리스(1950)는 이러한 과정을 아래와 같이 상세하게 기술하였다.

> 창조자들에 대한 임상적 관찰과 창조적 활동을 하는 동안의 경험에 대한 보고를 검토해 보면, 특정 자아기능들에 대한 카테시스의 변화가 있다는 것을 알게 된다. 그래서 창조에 있어 영감적(inspirational) 시기와 정교화(elaborational) 시기 간의 빈번한 구분이 만들어진다. "영감적" 시기는 원초아 충동 또는 그것과 가까운 파생물이 제공하는 기능으로 특징지어진다. 반카테시스적(countercathectic) 에너지가 어느 정도 철회되어, 전의식적 사고가 형성되는 속도, 힘, 강도에 더해진다고 말할

> 수 있다. “정교화” 단계 동안에는 반 카테시스적 장벽이 강화되고, 작업은 천천히 진행되며, 카테시스는 현실검증, 공식화, 일반적인 목적의 의사소통과 같은 다른 자아기능들로 향한다. 두 시기 사이의 이동은 빠르고 반복적이거나 오랜 시간이 걸리기도 한다[p. 312].

우리가 내부 세계의 내용이 현실자아에 “침투한다고” 기술한다고 해서 외부 세계가 전적으로 내부의 상징형식과 일치되게 표상된다는 의미를 나타내는 것은 아니다. 대상을 있는 그대로 표상하는 능력은 유지된다. 그보다는 환영(illusion)의 요소가 현실의 표상으로 들어간다. 여타 정신분석가들도 본질적으로 같은 논지를 가지고 있다. 라이크로프트(Rycroft, 1951)는 위니컷(Winnicott, 1951)과 밀너(Millner, 1955)의 관찰을 인정하면서 다음과 같이 언급하였다. “신경증의 배후에 무의식적 상징 과정이 있듯이 현실감 발달과 유지의 배후에도 무의식적 상징 과정이 있다.” 이것은 구조와 기능의 관계, 즉 구조적 퇴행과 지형적 퇴행의 관계를 재고하게 한다.

신경증의 전이를 다시 검토하면서 이 문제를 설명할 수 있다. 분석가와 환자 간의 관계가 전이신경증으로만 구성되어 있는 것은 아니다. 유아기적 신경증의 발달에 대응하여 분석가에 대한 “진짜” 대상관계의 발달이 이루어진다(Zetzel, 1956a). 즉, 환자는 분석가를 있는 그대로 인식하고 그들이 관여하고 있는 상호적인 작업을 인식한다. 더욱이 환자는 분석가의 “실제” 인격의 어떤 측면들과 동일시할 수도 있다. 그는 분석가의 거리 및 객관성 유지 능력과 동일시할 수 있으며, (희망하건대) 분석가의 보다 관대한 초자아와 동일시할 수도 있다. 분석가의 정체성이 지각되고 수용되기 위해서는 환자의 정체성 또한 보존되어야 한다. 즉, 성공적인 분석을 위해 그리고 성공적인 치료적 동맹의 발달을 위해 구조적 퇴행은 최소화되어야 한다. 분석가는 환자의 "너(thou)"에게 말을 건다. 정신분석적 치료의 목표는 구조적 퇴행이 아닌 지형적 퇴행을 촉진시키는 것이다. 분석가는 환자의 "너"를 인정함으로써 환자의 정체성을 보존하려 한다. 성공적인 정신분석은 정체감이 강화되고 풍부해진다는 점에서 구조적 진전을 이끌 것이다(Loewald, 1960).

그러므로 지형적 퇴행에도 불구하고 정체감이 유지될 수 있는 정도까지는 구조의 발달이 진행되어 있어야 하는 것이 분석을 위한 필수적인 전제조건이다. 물론 정신분석에서 어느 정도의 구조적 퇴행이 흔히 일어나기 때문에 이것은 다소 이상화된 표현일 수는 있다. 이 시기에 정체감의 일시적 상실을 동반하는 현실검증의 일시적 상실이 있을 수 있다(Loewald, 1951). 그러한 구조적 퇴행은 되돌릴 수 있다. 구조적 조직의 지속이 현실검증 기능을 보호한다. 외부 세계와 내부 세계의 구분이 흐릿해져서 내부 세계의 상징적 요소들이 외부 세계에 대한 표상을 침범한다고 해도, 자기감의 구조적 통합이 자기와 대상을 분리하는 능력을 보존한다. 대상이 내부 세계의 특성에 부합되게 지각될 수 있으나, 즉 환영 요인이 지각에 들어올 수 있으나 외부 대상의 분리를 인식하는 능력은 유지된다.

구조적 요인의 보존은 크리스의 예술적 창조의 정교화 시기에도 필수적이다. 즉, 내부 세계의 상징적 내용은 보는 사람의 언어로 번역될 필요가 있다. 정교화 시기의 예술가는 의사소통에 관심이 있다. 그는 다른 대상들의 존재와 욕구를 인정해야 한다. 시각 예술에서 예술가들은 관습에서 도출된 개념 형식, 즉 보는 사람이 활용하고 있는 형식에 자신을 드러내야 한다(Gombrich, 1960). 우리는 앞서의 집단 동일시에 관한 논의에서 이와 같은 측면을 기술하였고, 이런 측면과 현실 구조 간의 관계를 기술하였다.

창의성에 있어서의 영감적 시기와 정교화 시기의 순환에 대한 크리스의 기술은 내부 세계에서 현실자아로의 카테시스 변화에 대한 우리의 기술에 비교될 수 있다. 크리스는 또한 두 시기 사이의 순환이 빠르고 반복적으로 이루어지거나 긴 시간 동안 이루어질 수 있다는 점에 주목했다. 지금까지 우리는 비교적 빠른 이동이나 반복적 순환에 초점을 맞추었다. 그러나 내부 세계에 대한 카테시스가 보다 오랫동안 지속되지만 일반적 의미에서 외부 대상에 대한 관심이 포기되지 않는, 다양한 상태가 존재한다. 정상적인 애도 상태와 특정한 우울장애 상태를 살펴보자(Freud, 1917, p. 244). 대상의 존재는 "기억과 기대의 과잉카테시스(hypercathexis)"에 인해 내부적으로 연장된다. 실제로 상실된 대상이 동일시에 의해 내부 세계에 보존되고 있음을 정신분석적 관찰을 통해 확인할 수 있다. 애도와는 달리 실제 사랑대상의 상실이 없는 우울 상태에서도 이와 유사한 과정이 발생하다. 이 조건에서는 외부 세계에서 내부 세계로의 이동(지형적 퇴행)이 전이신경증에서처럼 반복적으로 왔다 갔다 하는 움직임을 보이지 않는다. 그러나 내부 세계 자체가 카테시스된 채로 남아 있다.

이런 도식 모델에서, 비록 측정의 가능성은 없다 해도 적어도 어떤 방식으로든 우리는 양적 요인을 언급해야 한다. 우리가 기술한 조건들, 즉 정상적인 애도와 중간 정도의 우울장애에서는 외부 세계의 대상에 대한 관심 철회가 발생하지만 정신증에서와 같은 정도로 심각하지는 않다.

중요한 구조적 변경이 일어나는 지형적 퇴행–정신증 상태

구조 메타포는 보다 지속적인 어떤 것을 지칭하며, 절대적으로 변하지 않는 것을 지칭하는 것은 아니다. [자아와 이드(The Ego and the Id)]에서 프로이트는 자아란 "버려진(abandoned) 대상 카테시스의 잔재이며, 그래서 그런 대상 흔적의 역사를 담고 있다"고 기술하였다. 역사적이거나 고고학적인 비유는 한 가지 중요한 점에서는 적절하지 않다. 왜냐하면 역사에서 시간 감각은 역전될 수 없기 때문이다. 역사적인 시간은 단지 한 방향으로만 움직인다. 반면 구조적 퇴행의 상태에서 심리적 과거는 철회될 수 있다.[38]

우리가 전 절에서 전이신경증의 발달을 기술했을 때는, 구조적 퇴행이 비교적 부재한 이상적인 경우를 상상하였다. 말하자면 대부분의 경우 정체감은 유지되었다. 그러나 우리는 심리구조의 표식으로 개념화될 수 있는 정체감은 절대로 변화되지 않는 것이 아니라는 것을 알고 있다. 그것은 계속적으로 새로운 동일시를 통해 풍부해지고 있고 끊임없이 퇴행의 영향을 받는다. 우리는 4장에서 정체감 발달이 대상분리를 수용하기 위한 투쟁의 결과라고 기술하였다. 정체성을 버리고 분리감과 고유성을 포기하며 다시 다른 대상들과 병합하고자 하는 소망은 항상 존재한다. 자기감의 성취는 자신이 정말 이 세상에 혼자라는 사실을 인식한다는 것을 의미한다. 이러한 고통스런 깨달음은 그 균형

38) "이것은 마음 영역의 더 일반적인 보존 문제를 떠올리게 한다. 이 주제는 아직까지 거의 연구되지 않았다. 하지만 매우 매력적이고 중요해서, 잠시 관심을 기울이고자 한다. 우리는 망각이 기억 흔적의 파괴, 즉 기억의 전멸을 의미한다고 가정하는 익숙한 실수를 극복했기 때문에, 반대의 관점, 즉 정신적인 삶에서 한 번 형성된 어떤 것도 사라지지 않는다는 관점을 취하는 경향이 있다. 말하자면 모든 것은 어떤 식으로든 보존되고 적합한 환경 내에서 (예를 들어 퇴행이 충분히 일어날 때) 다시 한 번 백일하에 드러날 수 있다는 관점을 취한다." (Freud, 1930, p. 69)

추로 자신의 정체성을 포기하고 다른 대상들과 융합하고자 하는 소망을 갖고 있다.

그러나 정체감을 완전히 성취하지 못한 사람들도 있다. 이 사람들은 정신증 집단을 구성한다. 또한 이 사람들에게 있어서 자기감의 구조적 조직은 견고하지 않으며 동요되기 쉽다. 이 사람들의 자기감의 역사적 발달은 사랑해 주고 보호해 주는 부모대상의 내면화 실패로 인해서 축소되었다고 할 수 있다. 자기감이 "현실적인" 동일시를 통해 성취되는 것이 아니라 전지전능 환상을 중심으로 조직된다.

정신증 사례와 신경증 사례는 전이의 발달에 있어 중요한 차이가 있다. 지형적 퇴행은 유사하게 진행된다. 즉 지형적 퇴행의 순차적인 전개는 앞서 기술했던 것과 같은 경로를 따를 것이다. 말하자면, 카테시스는 내부 세계의 흔적(imprint)을 가지고 현실자아로 다시 이동할 수 있다. 차이는 구조적 조직에 있다.

일관성 있게 형성되고 통합된 자기감이 (상대적으로) 부재했던 정신증 사례에서(6장), 외부 대상과의 분리를 수용하는 능력의 부재 및 현실검증 실패를 볼 수 있었다. 분석가라는 대상에게 내부 세계의 이마고가 투여되면, 있는 그대로의 분석가에 대한 지각이 부인된다. 대신 투사된 이마고가 "현실"로 받아들여진다.

정신증에 있어서 지형적 퇴행에 의해 가정되는 바는 현실자아로의 복귀와 강렬한 전이신경증의 전개가 있다는 것이다. 다른 경우, 내부 세계가 카테시스된 채 있어서 결국 외부 대상들로부터의 상대적인 철회로 이어질 수 있다.

어떤 경우들에서 우리는 발달적 정체를 언급하기 위해서 "구조적 변경(structural alteration)"이라는 용어를 사용해 왔다. 하지만 다른 경우들에서는 심리구조의 실제적 붕괴(undo), 즉 진정한 퇴행이 있을 수 있다. 특정 단계의 정신분열에서는 불완전하게 형성된 정체감의 실제적 붕괴가 있을 수 있다. 이것은 마치 구성요소들, 즉 자기감(아무리 자기감이 잘 형성되지 못했다 해도)을 형성하는 복수의 동일시가 해체되는 것 같다. 종교적 경험은 우리에게 유용한 비유를 제공한다. 낡은 정체감의 소실과 새로운 자기의 발견은 개종 경험, 즉 정신적 재탄생(James, 1902)과 유사하다. 그러한 경험에서 사람들은 인격에 있어 갑작스럽고 총체적인 변화를 겪으며, 그 대신 영구적으로 유지될 수 있는 새로운 인격을 획득한다.

우리는 이 과정의 본질을 더 깊게 설명할 수 없다. 왜냐하면 우리가 자기감이 상실되었다고 말할 때, 조직화된 기억 전체에 대한 의식과 차단된 과정을 어떤 식으로든 언급해야 하기 때문이다. 여기서 다시 한 번 얘기하지만, 지형적 퇴행의 패턴은 신경증에서 기술된 것과 유사하다. 카테시스가 내부 세계에 고정된 환자와 외부 대상으로 복귀한 환자를 관찰할 수 있다는 점에서 그러하다. 지형적 퇴행이 가정하는 패턴은 이전 장에서 기술했던 두 (정신증) 질병분류 집단에 대한 도식적인 표현이라 할 수 있다. 내부 세계에 대한 지속적인 카테시스, 또는 역으로 외부 세계에 대한 고양된 관심이 있을 수 있는데, 이 때 외부 세계의 대상들에게는 내부 세계의 내용이 투여된다. 후자의 예로 남편이 자위행위를 한다는 망상을 가진 여성의 사례가 있다. 앞서 살펴본 바와 같이 이 시기에 그녀의 정체감은 와해되었고 내부 세계를 구성하는 이마고들이 외부 세계의 실제 사람들에게 투사되었다. 내부의 이마고들은 박탈하는 어머니와 박탈된 아이로 구성되어 있었다. 남편이 자위를 한다는 망상은 박탈하는 어머니 이마고의 투사였다. 말하자면, 남편은 자신의 신체 내용물을 그녀(환자)로부터 박탈하고 있었다. 이런 측면에서 보면, 그녀(환자)는 박탈된 아이였다. 그녀에게는 외부 세계 대상들에 대한 강렬한 관심이 있었다(그녀는 남편을 미워했으나 그에게 사로잡혀 있었다). 그러나 그 대상은 내부 세계의 내용에 부합되도록 잘못 규정되었다.[39)]

지형적 퇴행이 이 예에서와 같은 계열적 순서를 따르지 않는 경우, 즉 지형적 퇴행이 내부 세계에 카테시스된 채 남아 있을 경우 내부 세계는 외부 세계 대상의 대치물로 사용될 수 있다. 이것의 가장 명백한 예는 목소리 경험이 외부 대상을 대치하는 환청의 발생이다. 목소리는 환경 내 대상에 귀인되는 모든 기능을 수행한다. 전술한 바와 같이, 목소리는 동료, 비평가, 조언자가 될 수 있으며, 많은 경우 직접적인 성적 만족의 원천이 될 수 있어서 실제로 오르가즘을 경험하게 할 수도 있다. 정신분열증에 있어 내부 세계가 상징적으로 표상하는 내용의 범위는 광범위하다. 대상의 대치는 목소리와 같은 청각적 경험의 재창조에서 발견될 뿐만 아니라 신체 감각이나 시각적 이미지에 대한 카테시스와 관련될 수도 있다.

구조 개념을 지형 개념에 겹쳐 놓으면 신경증적 철회와 정신증적 철회를 구분할 수 있게 된다. 지형적 퇴행의 전개 순서는 동일할 수 있지만, 신경증의 환상(fantasies)과 정신분열증의 환각 간에는 큰 차이가 있다. 전자에 있어서는 외부 대상과의 관계가 유지된다. 후자에서는 그 관계가 다소 포기되며 환각 경험이 잃어버린 대상에 대한 대치로 받아들여진다. 결정적인 차이는 구조적이라고 기술될 수 있다. 말하자면, 정신분열증에서 나타나는 정체감 상실이 그것인데, 이는 초기 발달과정에 결함이 있었다는 증거가 된다.

---

39) 대상 자체의 실제 성질에 대한 이해 없이 외부 세계에 내부 세계를 투사하는 것은 클라인 학파 분석가들이 말한 "투사적 동일시(projective identification)" 과정과 유사하다.

프로이트의 자아 및 대상 리비도 개념과 지형적 퇴행 개념의 관계

프로이트의 [자기애에 대하여(On Narcissism)]에 친숙한 독자는 우리의 지형적 퇴행 개념(즉, 내부 세계와 현실추구 자아 사이의 카테시스 이동)이 프로이트의 자아 리비도(ego libido)와 대상 리비도(object libido) 개념과 매우 닮아 있음에 주목할 것이다. 프로이트(1914)는 다음과 같이 기술하였다.

> 그래서 우리는 원래부터 자아에 대한 리비도적인 카테시스가 존재한다는 아이디어를 형성하였는데, 그 중 약간은 나중에 대상에 투여되지만, 근본적으로는 지속되면서 아메바의 몸과 그 위족의 관계처럼 대상 카테시스에 관련된다. 우리의 연구에서 신경증 증상을 그 출발점으로 삼았기 때문에 처음부터 리비도 할당 부분은 필연적으로 감추어져 있었다. 우리가 주목했던 것은 이 리비도의 방출, 즉 대상 카테시스였는데, 이것은 방출되었다가 다시 소환될 수 있다. 또한 대략 이야기하자면 우리는 자아 리비도와 대상 리비도 간의 대조되는 속성(antithesis)을 볼 수 있다. 하나가 더 많이 채택될수록 다른 하나는 더 많이 고갈된다. 대상 리비도의 가장 높은 발달 단계는 주체가 대상 카테시스를 위해 자기 인격을 포기하는 듯이 보이는 때, 즉 사랑에 빠져 있는 상태에서 볼 수 있다. 반면 '세상의 끝(end the world)'이라는 편집적인 환상(phantasy; 또는 자기 지각)에서는 반대의 상태를 가진다. 마지막으로, 심리적 에너지의 구분에 관하여 얘기하자면, 우선 자기애 상태 동안 그들은 함께 존재하며, 우리 분석이 너무나 예리하지 못해서 그들을 구분하지

> 못한다는 결론에 도달하게 된다. 대상 카테시스가 있고 난 다음이라야 자아 본능 에너지와 성적 에너지, 즉 리비도를 구분하는 것이 가능해진다[p. 75].

우리는 프로이트가 주로 본능이론에 관심이 있을 때 이 글을 썼다는 것을 기억해야 한다. 그는 특히 성적 본능의 존재에 대한 융의 거부에 직면해서 이중 본능이론을 유지하기 원했다(융은 리비도가 단순히 일반적인 심리적 관심을 나타낸다고 제안했다). 이 논문을 작성할 당시 프로이트는 자기 보존의 목적(자아 본능)과 개인적 목적(성적 본능) 간의 차이에 해당하는 자아 본능과 성적 본능이라는 범주를 채택하고 있었다. 이러한 분류는 후에 포기되었고 삶의 본능(Eros)과 죽음의 본능(Thanatos)이라는 이중성으로 대치되었다. 리비도를 대상 리비도와 자아 리비도로 나누는 것은 포기된 범주를 따르는 것이어서 현재로서는 지속될 수 없다. 이 시기의 프로이트는 정신분열증의 대상 상실과 현실에 관한 복잡한 변화를 설명할 수 있는 모델 구성을 시도하고 있었다. 그러나 그는 본능이론에 의존한 채 이 작업을 시도하고 있었다. 본능이론은 확실히 이 과제에 적절하지 못하다.

대상 리비도와 자아 리비도의 고갈이 서로 대응해서 이루어진다는 의미로 프로이트가 사용한 본능 또는 순수 에너지 메타포는 "사랑에 관한 수압모델(hydraulic model of love)"이라고 비판받고 있다. 이러한 비판에 직면하게 된 것은 본능이론의 한계 때문이라고 나는 믿는다. 비록 문제가 본능이론만으로 해결되지 않을지라도, 외부와 내부 세계를 대조시킨 프로이트의 견해는 근본적으로 옳았다. 여기서 기능 메타포와 구조 메타포를 중첩시키자는 우리의 제안은 에너지 메타포를 자아기능 개념과 통합함으로써 프로이트의 통찰을 보존하려는 노력이라 할 수 있다.

지형적 퇴행 및 구조적 퇴행과 다른 메타심리학적 이론들과의 관계

서로 다른 차원을 따라 동시적으로 발생하는 몇 가지 형식의 퇴행에 대한 공식화는 새로운 것이 아니다. 프로이트(1900)는 [꿈의 해석]에서 다음과 같이 기술하였다.

> 퇴행이 꿈 형성 이론에 기여하는 만큼 신경증 증상 형성 이론에도 중요한 역할을 한다는 것이 보다 깊이 언급될 것이다. 세 가지 종류의 퇴행이 구별되어야 한다. 세 가지 종류의 퇴행이란 앞서 설명한 바와 같이, Ψ 체계의 도식적 모습이라는 의미를 갖는 (a) 지형적 퇴행(topographical regression), 시간적으로 더 오래된 심리구조로 거슬러 올라가는 (b) 시간적 퇴행(temporal regression), 그리고 원시적인 표현 및 표상 방법이 평상시의 표현 및 표상 방법을 대신하는 (c) 형식적 퇴행(formal regression)이 있다. 그러나 이 세 가지 종류의 퇴행은 실제로 하나이며 일반적으로 함께 발생한다. 왜냐하면 시간적으로 더 오래된 것은 더 원시적인 형태를 가지고 있고, 심리 지형상 지각할 수 있는 끝 부분에 더 가까이 있기 때문이다 [p. 548].

질과 브렌만(Gill & Brenman, 1959)은 또한 2개의 차원에 따라 발생하는 동시적 퇴행이라는 개념을 채택하고 있다. 그들이 기술하는 현상은 최면이다. 그들은 우리가 그랬던 것처럼 자아를 위한 퇴행이라는 크리스의 개념을 활용한다. 질과 브렌만은 또한 자아의 하위 체계가 "퇴행적 특징"을 형성하더라도 "평상시의 심리구조는 보존됨"에 대해 이야기하고 있다.

> 우리는 두 가지 퇴행에 대한 기술적 구분이 다음과 같은 점을 시사한다고 이미 얘기하였다. 즉, 구조적으로 자아를 위한 퇴행에서는 평상시의 자아구조가 지속되지만, 동시에 퇴행적 특성을 갖고 있는 하위 체계가 자아 내에 형성된다. 또한 적당한 퇴행을 하면서 자아 내의 하위 체계가 계속해서 발달하는 것은 가능하다[p. 202].

질과 브렌만이 "퇴행적인 특징"을 가진 자아와 "자아 내의 적당한 퇴행"을 구별한 것은 지형적 퇴행과 구조적 퇴행의 구분과 유사할 수 있다. 그러나 그들은 퇴행을 꽤 다르게 정의한다. 그들은 퇴행을 "이드로부터의 자율성 상실" 그리고 "환경으로부터의 자율성 상실"로 정의하였다.[40)]

대상관계의 질과 형식의 변화를 기술하면서 우리는 같은 구조(즉, 역사적 발달의 결과라 할 수 있는)라도 시기에 따라 다른 기능을 담당할 수 있음을 제안한다.[41)] 예를 들어, 자아구조(정체감이 그 존재 여부

40) 이 특수한 정의가 대상관계 개념에 적용될 수 있는 것인지 모르겠다. 이러한 상황은 정신분석적 지식이 축적되면서 개별적인 현상을 위한 개별(ad hoc) 모델을 활용하는 것이 필요하며, 최소한 현재로서는 마치 모든 임상 지식을 포괄한 것 같은 전체로서의 심리기구 모델을 포기할 필요가 있음을 시사한다.

41) 브로드벤트(Broadbent, 1965)는 뇌의 신경생리학적 모델에서 유사점을 제안한다: "동일 요소들이 다른 시기에는 다른 기능을 위해 활용될 수 있다."

의 신호가 된다)는 외부 대상들의 분리를 수용하기 위한 토대를 형성한다. 하지만 외부 세계에 대한 관심을 철회하고 내부에서 만족을 찾으려는 시도가 있는 곳에서는 동일한 구조가 외부 대상의 대체로 기능할 수 있다. 여기서 우리는 자기애적으로 사랑받는 자기를 언급하고 있다.

우리는 이 이론이 많은 다른 질문들을 제기한다는 것을 알고 있다. 예를 들어, 우리는 지형적 퇴행에서 일어나는 변화를 반영하는 자아 내 서로 다른 등록체계 혹은 기억체계가 존재한다고 가정하는가? 부분적으로 환상에 근거한 이마고들과는 달리 등록되는 "현실적" 자아 이미지가 존재하는가? 이러한 이슈들은 다음 장에서 더 자세하게 고려될 것이다.

정신적 내용 개념에 대한 노트

구조적 퇴행 또는 지형적 퇴행을 말할 때 우리는 외부 세계의 대상을 지칭하는 것이 아닌 용어를 사용하고 있다. 앞서 말했듯이, 모델 구성은 본질적으로 일종의 사고실험이다. 우리는 관찰 가능한 것 간의 관계에 대한 모델을 구성하기 위해 단어를 사용한다. 이론적 모델에 활용되고 있는 언어, 즉 이론 언어가 관찰에 적용되는 말과 동일하다는 것은 불행하지만 불가피하다. 예를 들어, 프로이트는 "카테시스"라는 용어를 순수한 메타포로 사용하였다. 그러나 또한 정서의 강도를 기술하는 목적으로도 사용하였다(Freud and Breuer, 1985, p. 89). "일차과정"과 "이차과정"이라는 용어도 유사한 운명에 처해 있었다. 이 용어는 마음의 부분을 지칭하기 위해 이론적으로 구성된 심리적 기구의 의미로 사용되어 왔지만, 또한 임상 현상을 기술하는 데도 사용된다.

이제 우리는 전지전능 환상과 같은 심리적 내용을 언급하였으며, 이러한 환상이 심리구조의 한 부분, 즉 자기 이미지를 형성한다고 제안하였다. 우리가 심리구조와 관련해서 환상을 언급할 때, 환자를 치료하고 있는 분석가가 반드시 직접적으로 관찰할 수 있는 어떤 것을 의미하려는 것은 아니다. "환상"이라는 용어는 두 가지 의미(이론적 의미와 지시적 의미)로 사용된다.

이 장에서 우리는 대상관계에 관한 우리의 관찰을 분류하는 데 도움이 될 모델을 구성하려 하였다. 그러한 모델은 심리적 내용이라는 아이디어를 피할 수 없다. 우리는 동일 단어를 두 가지의 의미로 사용할 수 있다. 독자가 이것이 우리의 의도라는 점을 명백히 이해한다면 말이다. 이러한 문제가 정신분석적 이론화를 어렵게 하였다. 어떤 분석가는 정신분석적 이론과 심리적 내용을 분리함으로써 이 문제를 해결하려 시도하였다. 이러한 시도는 무미건조한 학문적인 이론화를 조장했다. 클라인 같은 분석가는 환자의 기술적(descriptive)인 환상을 심리구조로 취급함으로써 과학적 인정(recognition)을 부분적으로 희생시켰다(7장을 보라). 이것이 기술 언어와 이론 언어 간의 혼동, 데이터와 추론 간의 혼동으로 이끌었다. 만일 우리가 새로운 과학 언어를 구성하지 않는다면 우리는 필연적으로 같은 단어를 전혀 다른 의미로 사용해야 하는 상황에 직면할 수밖에 없다. 만일 우리가 기술 언어와 이론 언어 간의 차이를 분명히 이해한다면, 소위 심리구조의 "실체화"라는 위기를 모면할 수 있을 것이다.

9장

결론: 구조와 기능 간의 관계

우리는 “지형적 퇴행”이라는 용어를 프로이트가 원래 명명하려 했던 것과는 다른 관찰 영역을 언급하기 위해 사용하였다. 프로이트는 의식과 무의식 간의 차이를 설명하는 마음 모델을 구성하기 위해 지형 개념을 사용하였다. 주로 꿈과 신경증 형성의 관찰을 통해 이러한 이론이 도출되었다. 지형 비유는 분리된 심리체계들간의 기능적 관계를 표현하기 위해 설계되었다. 원래와는 다른 관찰 영역에 이와 같은 동일 개념 양식을 적용할 때 우리는 본질적으로 새로운 것을 도입하지는 않았다. 그러나 프로이트의 더 오래된 이론의 몇 가지 측면을 새로운 방식으로 결합시키려고 시도하였는데, 그 새로운 방식이란 후일의 구조이론과 부합할 것이다. 지형 메타포는 분리된 체계들 간의 기능적 관계를 가변적인 방향을 가진 카테시스적 전하 개념으로 기술할 수 있게 해 준다. 이런 방법으로 순차적(sequential)인 과정들이 묘사될 수 있다. 프로이트가 채택한 체계들, 즉 전의식, 의식, 그리고 무의식 체계 대신 우리는 만족이 자아 내부로부터 추구되는가 아니면 외부 세계로부터 추구되는가에 따른 기능적 조직을 고려하였다. 이것은 현실자아와 내부세계 측면에서의 기능적 조직이다. 지형적 퇴행이라고 기술된 순차적인 변화 덕분에 우리는 외부 세계에 대한 관심 철회와 현실자아로의 관심 복귀를 기술할 수 있게 되었다. 현실자아로 관심이 되돌아 올 때는 내부 세계의 조직도 함께 가지고 오기 때문에 달라진 의미를 가지고 되돌아오는 것이라 할 수 있다. 우리는 프로이트가 [자기애에 대하여]에서 표현했던 개념, 즉 자아 리비도와 대상 리비도 간의 대립을 이러한 이론적 구성에 편입시키고자 하였다. 우리는 프로이트 이론의 세 가지 분리된 영역, 즉 지형 메타포, 나르시시즘 이론, 심리구조 이론을 통합하기를 원한다. 우리는 우리의 주의를 자아 자체 내에서 일어나는 과정에 국한시켰다. 그래서 우리는 세 개의 심리구조, 즉 자아, 원초아, 초자아 간의 상호관계라는 더 큰 영역을 고려하지 않았다.

우리의 주된 주장 중 하나는 동일 구조가 다른 시기에는 다른 기능을 수행할 수 있다는 것이었다. 이제 우리는 이 도식을 동일시의 개념에 적용해 보려 한다.

동일시

동일시(identification)라는 용어는 자아로 편입되어 전체 성격 내 영구적 요소가 되는 외부 대상의 표상을 지칭한다. 그러므로 동일시는 보다 일시적인 과정인 모방(imitation)과는 구별되어야 한다.

프로이트(1900)는 현실검증이 외부 대상에 대한 기억 도식이 이미 마음 속에 확립되어 있다는 사실에 기반을 두고 있다고 주장하였다.

> 그래서 이러한 첫 심리적 행위의 목적은 지각적 동일성, 즉 욕구 충족과 연결된 지각의 반복을 만들어 내는 것이었다[p. 566].

이런 의미에서 현실검증이란 원래의 도식에 반응하였던 것을 외부 세계에서 '재발견'하는 것이다. 프로이트(1925)는 이러한 생각을 [부정(Negation)]에서 다시 언급하였다.

> 나타나 있는 어떤 것(presentation)이 실제 존재하는가(현실검증)에 관해 판단 기능이 내리는 결정이 현실자아의 관심인데, 현실자아는 초기의 쾌락자아로부터 발전되어 나온 것이다. 지각되는 것(물체)이 자아 속으로 편입될 것인지는 이제 더 이상 문제가 아니다. 문제는 자아 속에 제시되어 있는 무엇인가가 지각(현실)에서 재발견될 수 있는가 하는 것이다... 그러므로 현실검증이 가지는 우선적이고 즉각적인 목표는 제시된 것(the one presented)에 대응하는 실제 지각 속의 대상을 *찾아내는(find)* 것이 아니라 그러한 대상을 *재발견하여(refind)* 그것이 여전히 거기에 존재한다고 확신하는 것이다[pp. 237-238].

동일시는 대상의 지각과 현실검증에 필수적이다. 동일시는 대상을 지각하는 일보다 선행되어야 하는 그 무엇이다. 하지만 프로이트는 또한 아주 다른 의미에서 동일시를 생각했다. 즉, "대상에 대한 리비도적인 카테시스"에 대비되는 무엇이라고 생각했다(Fenichel, 1926). 말하자면, 동일시는 대상관계의 대체로 활용될 수 있다. [집단심리와 자아분석(Group Psychology and the Analysis of the Ego)]에서 프로이트(1921)는 동일시에 대한 다양한 개념을 검토했다. 거기서 그는 동일시를 대상관계의 퇴행적 형식이라 명명하였는데, 이는 대상처럼 되고 싶은 것이 그 대상을 소유하고 싶은 것과 구분된다는 함의를 나타낸 것이었다. 즉, 대상과 동일시한다는 것은 대상을 성적으로 소유하는 것에 대한 대안이자, 프로이트에 따르면 퇴행적 대안이다.

하지만 다른 관점에서도 동일시의 과정을 고려해 보아야 한다. 외부 대상을 자아 내에 표상하는 과정과 동일시를 관련시킬 때, 우리는 대상을 실제 있는 그대로 함입하는 과정과 내재화된 대상이 주체 그 자체의 창조물이 되는 과정의 차이를 고려해야 한다.

이러한 사안들 중에서 몇 가지는 앞서 임시 대상관계에 대한 논의에서 소개되었다. 거기서 우리는 외적 대상에 내적 세계의 내용을 부과할 수 있는 아이들의 능력, 즉 대상을 창조해 내는 능력을 강조하였다. 앞서 논의했듯이, 이러한 창조 형식은 전지전능 소망에 상응한다. 말하자면, 아이는 자아로 대상을 가지고 갔다가, 이후 전지전능 특성이 투여되는 외적 대상과 동일시하게 된다. 우리가 성인 환자의 분석에서 발견할 수 있는 동일시의 가장 최초의 핵(core)은 그러한 전지전능 환상을 중심으로 조직되어 있다. "남근 있는 엄마"라는 개념은 자아로 운반된 대상이 어떻게 주체의 창조물이 되는지를 보여주는 또 다른 사례이다. 왜냐하면 남자든 여자든 아이들은, 엄마는 '거세'당한 것이 아니며 사실 남근을 가지고 있다고 믿는다. 이러한 남근은 남성의 성기와 유사하다고 상상되거나, 질이나 항문 속에 숨겨져 있다고 생각될 것이다. 우리는 여기서 이러한 환상의 구체적인 형식에 관심이 있는 것이 아니다. 그것보다는 이러한 환상이 초기 동일시, 즉 주체에 의해 창조되는 동일시와 결합될 수 있다는 사실에 관심이 있다.

이러한 환상의 기능은 이제 널리 이해가 되고 있다. 이런 환상은 불안의 결과이다. 그리고 이런 불안은 다른 동물에 비해 비교적 오래 지속되는 생물학적 무기력의 결과이다. 인간이 부모대상에 의존한다는 것은 영유아의 실질적인 안전이 오로지 보호해 주는 부모대상의 계속적 존재에 의해서만 담보된다는 것을 의미한다. 무기력 경험, 즉 부모대상을 잃을 위험 및 이에 추가되는 거세 공포는 불안 신호라는 수단을 통해 회피되는데, 불안 신호는 부인(denial)과 같은 방어적인 심리기제를 활성화시킨다. 역으로 이런 방어기제는 주체와 대상 간의 분리가 없다는 환영에 의존한다. 이러한 과정은 보다 일반적인 용어인 "주술적 사고(magical thought)"로 기술되었다. 이 생각은 멀리서도 작동한다는 믿음을 포함하고 있다. 말하자면, 상징에 대한 행위는 상징이 의미하는 대상에 대한 행위와 동일한 것이라는 믿음 말이다. 주술적 믿음의 정수는, 대상에 대한 지각적 분리란 단순히 외관에 불과하다는 것이다. 주체에 의해 창조된 주술적 대상은 그 다음 자아의 일부분이 된다. 즉, 자아가 외부 환경 속의 대상에 부여하는 형식은 동일시에 의해 자아로 다시 반사된다.

불안은 현실적인 분리 가능성뿐만 아니라 본능적 긴장(tensions)의 압력에 의해 발생하는데, 아이는 그런 긴장을 부모대상과의 관계에 대한 위협으로 지각한다(Freud, 1926). 효과(effects)가 감정의 강도로 측정된다는 믿음은 아이가 지닌 주술적 사고와 부합된다. 즉, 화를 내면 낼수록 그 사람의 분노가 갖는 파괴적 효과는 더 커지는데, 그래서 (부모대상 상실의 위험을 감소시키기 위해) 주술적 믿음에 의존하고 싶은 욕구도 더 커지게 된다.

주체에 의한 대상 창조는 멜라니 클라인(Melanie Klein)과 그 추종자들의 특별한 관심사였다(우리는 8장에서 환상 개념에 대한 클라인의 용법을 비판한 적이 있다). 나도 클라인이 기술했던 것과 똑같은 환상을 경계선 환자와 정신분열증 환자에게서 관찰했던 적이 있다. 하지만 많은 미국인 동료들과 마찬가지로 나도 그녀의 설명을 받아들일 수 없다. 클라인은 자아가 창조한 대상(self-created object)의 분리(splitting)를 편집 위치(position)와 우울 위치라고 명명한 두 초기 발달 과정의 결과라고 기술하였다. 불안의 동기에 대한 프로이트의 보다 포괄적인 생각(프로이트는 본능적 긴장 증가의 결과뿐 아니라 현실적인 대상상실이라는 것으로 구성된 보완적인 안을 생각했었다)에 비해 클라인의 불안 동기는 단순하고 단일한데, 그것은 죽음 본능(death instinct)이다. 클라인은 영아기 자아가 자신의 일부를 추출하여 엄마 대상으로 투사하지 않으면(이후 엄마 대상은 박해자(persecutor)로 지각된다) 와해될 수 있다고 생각한다(Klein, 1946). 이것을 "편집 위치(paranoid position)"라고 부른다. 좀 더 이후의 단계에 가면, 외부의 엄마 대상 자체는 보존되어야 한다는 의미의 이차과정이 나오게 된다. 그 대상은 "좋은 부분과 나쁜 부분"으로 "쪼개지는데," 두 부분 모두 전지전능 동일시와 결합된다. 이것을 우울 위치(depressive position)라 한다. 이 우울 위치는 대상에 대한 관심 및 대상을 보존하려는 욕구를 나타낸다. 이와 반대로 더 이른 시기의 편집 위치에서는 자아가 자신의 "나쁨"을 제거할 필요가 있다. 비록 그러한 환상의 잔재가 성인 환자에게서도 관찰되지만, 이러한 과정들이 출생 후 얼마 되지 않아 바로 발생한다는 클라인의 주장을 나는 받아들일 수 없다. 불행하게도 클라인은 대상관계가 태어날 때 발생하며 신생아의 마음에도 복잡성이 있다는 주장으로 자신이 기여한 부분의 신뢰성을 떨어뜨리고 말았다. 신생아가 복잡한 마음을 갖고 있다는 주장은 자율적인 성숙과정이 점진적으로 전개된다고 보았던 피아제(Piaget)와 스피츠(Spitz), 그리고 다른 사람들의 인정을 받지 못하고 있다.

동일시라는 보다 일반적인 관심사로 돌아가면, 동일시를 위해 자아 속으로 가져오는 것은 다른 관찰자들에게 보이는 대로의, 즉 "현실" 그대로의 외부 세계 대상을 표상하는 것이 아니라 주체에 의해 "창조된" 것으로서의 대상을 표상할 수 있다. 서술했듯이 이러한 창조의 동기적 힘은 불안이고, 추출과 함입이라는 방어 과정은 투사 및 내사(introjection)와 동의어이다.

하지만 방어적 필요의 결과, 즉 불안에 의해 활성화되는 과정의 결과인 동일시 모두가 "주체에 의해 창조"되지는 않는다. 어떤 동일시는 방어적이지만, "대상이 가진 실제 특성"과 일치하기도 한다. 만약 어떤 사람이 어느 대상에게 겁을 먹었다면, 그 사람은 두려움의 대상과 (자신을) 동일시할 수도 있다. "공격자를 동일시"하는 이러한 과정은 흔히 어린 아이들에게서 관찰이 된다. 안나 프로이트(1936)는 이것을 다음과 같이 서술하고 있다.

> 공격자를 흉내내고, 그 속성을 가진 척하거나 그의 공격성을 모방함으로써, 아이는 자기 자신을 위협당하는 존재에서 위협하는 존재로 변모시킨다[p. 113].

두렵게 하는 부모 측면에 대한 이런 동일시가 개인 성격의 한 측면이 될 수도 있다. 지금 논의하고 있는 이 특성은 주체가 만든 것이 아니라 대상에 "존재"하는 것이다.

만약 우리가 동일시를 기능이라는 관점에서 생각해 보면, 우리는 두 개의 포괄적인 범주를 식별해 낼 수 있을 것이다. 동일시는 외부 세계의 대상들을 "재발견"하는 기능, 즉 현실을 지각하고 구조화하는 일을 하거나, 내부 세계의 기능에 기여하는 역할을 할 수도 있다. 내부 세계의 기능들은 비록 상호관련되어 있지만 다음과 같이 요약될 수 있다. (1) 외부 대상을 보존하기 위해 대상을 자아 속으로 가져올 수 있다. 즉, 그 대상을 "이상화"하거나 보존하기 위해 대상이 가지고 있는 부정적이고 고통스러운 속성들을 주체가 떠안을 수 있다(Rycroft, 1955 참조). (2) 외부 대상이 주는 만족을 대체하기 위해 대상들을 자아 속으로 가져올 수 있다. (3) 외부 대상이 가지는 고통스럽고 위험한 특성을 주술적인 통제를 통해 제거하기 위해, 공격자와 동일시함으로써 대상들을 자아 속으로 가져올 수 있다. 언뜻 보기에 첫 번째와 세 번째 경우가 동일한 것처럼 보일 수 있다. 두 경우 모두에서, 사람은 외부 대상 속에 있는 고통스럽고 위험한 무언가를 제거하기를 소망하고, 그것을 통제하기 위해 내부 세계로 가져오기를 바란다. 하지만, 첫 번째 경우에서 우리는 대상을 이상화하기 위한 동일시에 대해 말하고 있는데 그 때의 바람은 대상의 "나쁜 면"을 자신 속으로 가져옴으로써 대상의 "좋은 면"을 보존하는 것이다. 이것은 우울증의 흔한 기제이다. 세 번째 경우에서는 목표가 대상을 보존하려는 것이 아니라 대상을 통제하려는 것이다. 이러한 구분은 단지 설명의 목적을 위해서 하는 것이고, 실제로는 이 모든 기능들은 상호관련되어 있다.

우리가 방금 서술한 동일시의 기능적 측면들이 생애 초기 몇 년에만 국한된다고 믿는 것은 잘못일 것이다. 똑같은 과정의 잔재가 성인들에게서도 관찰될 수 있다. 예를 들어, 45살의 한 남성은 자기 부인의 지배를 받아들였고, 그녀의 능력과 신뢰성을 믿을 필요가 있었다. 그 부인에게 편집 장애가 생겨서 눈에 띄게 판단 실수를 하기 시작했을 때, 남편은 동일시라는 수단을 통해 부인에 대한 자신의 환영을 보존했다. 그는 자신이 미쳐가고 있다고 믿으며, 부인의 병의 진행에 대한 어떠한 지각도 부인하였다. 이것이야말로 대상을 보존하기 위해 대상을 자아 속으로 가져오는 하나의 사례일 것이다.

앞서 우리가 보았듯이, 현실자아를 도와서 환경에 대한 직접적 행위를 준비시키는 동일시의 다른 기능들이 있다. 예를 들어, 핸드릭(Hendrick, 1951)은 엄마의 부분적 집행자아(partial executant ego) 기능을 동일시하는 아이에 대해 기술하였다. 아이들은 엄마의 일하는 방식을 동일시하기 마련이다. 그래서 이런 종류의 자아 동일시는 대체로 외부 세계를 효과적으로 다루는 능력에 기여한다. 핸드릭은 이런 형태의 동일시는 초자아 동일시의 발달에 앞서 발생한다고 믿었다. 동일시는 어떤 구조적 체계에 통합되는지에 따라, 즉 자아의 부분으로 통합되는지 아니면 초자아의 부분으로 통합되는지에 따라 추가적으로 분류될 수 있을 것으로 그는 제안하였다.

요약하면, 동일시는 다음 세 가지 관점에서 파악될 수 있다. (1) 기능적 고려 – 동일시가 내부 세계에 공헌하는지 혹은 현실자아에 공헌하는지의 관점에서 파악될 수 있다. (2) 역사적 고려 – 동일시가 시작되는 발달의 특정한 결정적 국면의 관점에서 파악될 수 있다. 그리고 (3) 구조적 고려 – 동일시가 자아나 초자아와 같은 특정한 체계의 부분이 되는지의 관점에서 생각해 볼 수 있다.

이 책에서 줄곧 동일시가 두 가지 기능을 한다고 지적해 왔다. 어떤 의미에서 동일시는 대상의 재발견에 기여한다. 즉, 동일시는 외부 세계에서 대상을 발견하기 위한 필수적인 전제 조건이고, 외부 세계에 대한 지식을 위한 전제 조건이기도 하다. 이런 의미에서 동일시는 기억에 비견되지만 기억에만 국한되지는 않는 반영구적인 도식의 형태라고 여겨진다. 왜냐하면 도식도 본능적 소망과 방어적 필요에 의해(환상에 의해) 변경될 수 있기 때문이다. 이런 도식은 대상을 발견하고 외부 세계에 대한 우리의 지식을 구조화하는 데 기여한다. 이런 유형의 동일시 기능은 현실자아에 할당된다. 우리는 또한 동일시가 내부 세계의 기능에 도움이 되고 잃어버린 대상의 대체물이 될 수 있음을 관찰하였다. 애도 과정에는 잃어버린 대상과의 고양된 동일시가 있기 마련이라는 사실을 지지해 주는 상당한 양의 정신분석적 관찰이 있다. 미묘한 방식으로, 사람들은 이미 사망해 버린 사랑하는 사람의 특성을 가지게 된다. 유사한 과정이 몇 가지 형태의 우울증에서 발생한다. 하지만 이런 경우에는 실제로 대상상실이 있지는 않지만, 대상과의 사랑관계 상실이 있었을 수 있다(Freud, 1917).

"동일시"라는 용어는 자아의 합성하고 조직하는 기능의 결과를 의미한다. 동일시는 여러 발달 국면으로부터 나온 응축되고 단축된 환상과 지각에 대한 기억들의 복잡한 혼합이다. 이것은 일원화되고 원자화된 "물(物) 자체"가 아니다.

그렇다면 우리는 어떻게 이것을 개념화할 것인가? 우리는 개별 동일시에 대해 말해야 하는가? 동일시 기능이 변할 때마다 그 변화를 개별적인 심리구조로 개념화해야 할까? 이렇게 한다는 것은 마음 속의 분리된 입자 혹은 도식을 함의하는데, 이는 로크의 원자론적인 표상 심리학을 생각나게 한다. 신경생리학이 충분히 발전해서 특정한 동일시가 뇌 속에 있는 특정한 반향 회로(reverberating circuits)와 관련될 수 있다는 것을 안다면, 각각의 동일시를 각각의 도식으로 기술하는 일이 정당화될 수 있을 것이다. 물론 우리는 그러한 지식을 갖고 있지 못하다(그럴 수 있을 것이라고 기대할 수도 없다). 동일시 개념은 순전히 심리적인 것이다. 신경생리학으로부터 얻은 정보에 기댈 수 없다. 그래서 동일시의 각 기능을 각각의 분리된 구조로 기술할 권한이 우리에게는 없다.

우리가 8장에서 도입했던 모형 덕분에 이제 이 문제를 명료하게 할 수 있다. 지형 메타포를 구조 메타포에 포개 놓으면 두 가지 차원에서의 변화를 기술하는 것이 가능해진다. 그래서 우리는 동일한 동일시가 다른 시점에는 다른 기능을 한다고 진술할 수 있다. 기능이 변할 때마다 구조의 변화가 있다고 상정할 필요는 없다.

이러한 원칙을 정체감이라는 개념에 적용하여 설명해 보자. 만약 우리가 동일시를 역사적 과정의 결과라고 간주한다면, 시간의 산물인 하나의 조직화된 구조라 할 수 있는 정체감은 자아구조에 비유될 수 있을 것이다. 하지만 이 정체감은 우리가 비유적으로 "좀 더 크다"라고 말할 수 있는 것이다. 단순히 동일시의 합이 아니라 새로운 합성이라는 의미에서 그렇다. 자기표상이라는 개념은 하트만(1950)에 의해 다음과 같이 소개되었다.

> 그러므로 우리가 자기애를 자아(ego)가 아닌 자기(self)에 대한 리비도 에너지의 카테시스라고 정의한다면, 모든 것이 명쾌해질 것일 것이다. (또한 자기표상이라는 용어를 대상표상이라는 말과 반대되는 것으로 사용하는 것이 유용할 것이다.)[p. 85]

프로이트는 자기애 상태에서 사랑받는 것은 자기라고 기술했다. 하트만은 이런 자기(self)가 자아(ego)와 이론적으로 같은 것이 아니라는 점을 명확히 하고자 했다. 하트만은 사랑받는 자기는 하나의 자아구조, 즉 자아의 한 부분으로 개념화될 수 있지만 자아 그 자체와 같은 것은 아니라고 제안하였다. 이러한 의미에서 자기표상은 대상표상의 반대이다. 따라서 자기(self)가 외부 대상을 대신하여 사랑을 받을 수도 있다. 그러나 우리는 또한 자기표상이 현실검증 과정에 필수적인 구조라는 것을 보여준 바 있다(5장에서). 확고한 정체성의 발달은 대상분리를 수용하는 데 필수적이다. 그러므로 자기표상 구조는 또한 완전히 다른 기능으로 작용한다. 자기표상은 "자기애"란 말이 사용되었던 본래 의미에서 보면 대상의 대체로 이용될 수도 있고, 아니면 외부 세계의 대상을 재발견하는 데 필수적인 하나의 구조로 작용할 수도 있다. 후자의 경우, 이 구조는 사랑하는 대상과 현실의 한계를 수용하는 능력의 기저를 이룬다. 이 기능체제는 어느 때에는 내부 세계와 동맹을 이루고 다른 때에는 현실자아와 동맹을 이룬다.

그래서 우리는 두 개의 자기표상을 기술해야 하는가? 동일시의 경우처럼 자기표상을, 만족이 내부 세계에서 구해지는지 아니면 주변 환경에서 구해지는지에 따라 기능이 바뀌는 구조로 개념화하는 것이 좀 더 단순할 것이다. 이러한 기능상의 변화는 지형적 퇴행이라고 묘사될 수 있다.

우리는 각각의 분리된 자아구조들, 즉 자아의 합성적 행위의 결과인 비교적 지속적인 구성 형태(configurations)를 이야기할 수 있는데, 이들은 어떤 주어진 시기에 유기체의 총체적인 상황에 부합하도록 서로 다른 기능적 필요를 충족시킬 수 있다.

[무의식(*The Unconscious*)]에서 프로이트(1951b)는 의식적인 생각과 무의식적인 생각이 마음에 별도의 등록으로 기록되는지 또는 의식적인 생각과 무의식적인 생각 간의 이동이 상태의 변화를 나타내는지에 대해 생각했다.

> 하나의 심리적 행위(관념이라는 것에 한정하기로 하자)가 무의식 체계에서 의식 체계로 바뀌었을 때, 우리는 이러한 변화가 이 관념의 새로운 기록, 말하자면 두 번째 등록이고 그래서 새로운 심리적 위치에 놓이며, 그에 따라 원래의 무의식 등록도

> 계속 존재한다고 생각을 해야 하는가? 아니면 이 변화가 관념의 상태 변화, 즉 동일 위치에서 동일 재료와 관련하여 발생하는 변화라고 믿어야 하는가? [p. 174]

그는 나중에 다음과 같이 서술함으로써 이 문제에 답을 했다:

> ... 무의식 체계로부터 근접한 새로운 체계로의 변환은 새로운 등록을 통해서가 아니라 상태의 변화, 즉 카테시스의 변화를 통해 발생한다[p. 180].

프로이트가 씨름하고 있었던 개념, 즉 각각 분리된 등록이라는 개념은 우리가 여기서 대략적으로 제시하고 있는 문제, 말하자면 우리가 기능상의 변화를 나타내기 위해 각각 별도의 구조를 기술해야 하는가라고 하는 문제와 유사하다. 우리는 여기서 프로이트의 답을 활용하였다. 그는 각각 별도의 등록이나 도식의 존재를 상정하는 것보다는 기능 변화를 카테시스의 변화로 개념화하는 지형 혹은 기능 메타포의 사용을 선호하였다.

일차과정과 내부 세계

기능과 구조의 관계를 다른 영역, 즉 일차과정과 이차과정 사고에서도 고려해 볼 필요가 있다. 일차과정과 이차과정이라는 명칭은 심리 구조를 지칭하는 것이 아니라(Beres, 1965) 형식을 고려한 것이다. 다시 말해, 일차과정과 이차과정은 서로 다른 사고 양식의 공식적 범주이다. 하지만 난점이 존재한다. 프로이트는 단지 공식적 명칭으로뿐만 아니라 전체로서의 정신기구의 기능 양식들이 근본적으로 서로 다르다는 점을 나타내는 것으로 이러한 용어를 사용하였다(Freud, 1940a). 프로이트는 심리 에너지라는 메타포를 사용하여 정신기능의 서로 다른 양식의 근본적인 차이를 기술하였다. 비록 프로이트는 심리 에너지의 개념이 물리학의 에너지와 비유적 관계를 가질 뿐이라는 점을 명확히 했지만, 그는 일차과정과 이차과정의 차이가 동적(mobile) 에너지와 고정된(bound) 에너지로 표현될 수 있다는 확신을 견지했다.

프로이트가 일차과정 사고라고 지칭했던 것은 캐시러가 신화적 사고방식이라 지칭했던 것에 상응한다. 프로이트가 정립했던 것이 캐시러보다 앞서기는 하지만, 캐시러는 독자적으로 동일한 결론에 도달했던 것처럼 보인다. 일차과정 사고는 또한 상징적 사고라고 지칭된다. 그러나 이런 명칭은 부정확하다. 왜냐하면 이차과정 사고 역시 상징적인 과정을 사용하기 때문이다. 이 문제는 추가적으로 논의될 것이다. 그럼에도 불구하고 일차과정과 상징적 사고, 그리고 신화적 사고 사이에는 대략적인 등가성이 있다.

프로이트가 했던 일차과정과 이차과정에 대한 가장 완전한 기술은 [꿈의 해석](Freud, 1900)에서 찾을 수 있다. 일차과정에 대한 그의 상세한 설명을 다음과 같다.

> (1) 개개 관념의 강도는 한 관념에서 다른 관념으로 전이된다… 여기서 꿈 작업에서 흔히 일어나는 '압축'이나 '응축'이라는 현상이 일어난다. (2) 다시 한 번 강도가 전이되는 자유 때문에, 응축의 영향 아래 타협을 닮은 '중간적인 관념'이 구축된다. (3) 서로에게 자신의 강도를 전이시키는 관념들은 가장 느슨한 상

> 호관계에 있다. 그것들은 우리의 정상적인 생각으로는 비웃음이 사고농담 수준으로까지 전락할 수 있는 일종의 연합으로 연결되어 있다. (4) 서로 상충하는 생각들은 서로를 없애려는 시도를 전혀 하지 않고, 나란히 계속 존재한다... 이러한 과정들의 주요 특징은 카테시스적 에너지를 움직여서 방출가능하게 하는 데 모든 노력을 집중하고 있다는 것이다[p. 595].

같은 책에서, 프로이트는 또한 일차과정은 "아무 것도 할 수 없다. 오직 바라기만 할 수 있다."라고 서술한다. 일차과정은 만족 경험에 대한 기억을 가지고 즉각적인 방출과 대상과의 "지각적 동일성"을 추구하는 체계이다.

> 그러나 이차과정은 이러한 의도를 포기하고 그 자리를 다른 것으로, 즉 (바로 그 경험과의) '사고 동일성(thought identity)'을 확립하는 것으로 대체해 버렸다. 모든 사고는 만족 기억(의도적인 관념으로 조정된 기억)으로부터 운동경험(motor experience)이라는 중간단계를 통해 한 번 더 획득할 것으로 기대되는, 바로 그 기억에 대한 동일(identical) 카테시스에 이르는 하나의 순환적 경로에 불과하다[p. 602].

이차체계는 더 작은 양의 정해진 에너지(bound energy)를 이용한다. 이것은 현실원리와 부합되게 작동하고, 사고 과정에 끼어들어서 운동(에너지) 방출을 지연시키고 "운동성(mobility)"에 대한 접근을 통제한다(Freud, 1923, p. 55).

프로이트는 사고를 시험 행위(trial action)로 여겼다. 방출과 만족을 추구하는 일차과정과는 달리 이차과정은 억제적인 것으로 생각이 된다.

캐시러의 신화적 사고라는 개념은 프로이트의 일차과정이라는 개념과 놀라울 정도의 유사성을 보여주고 있다. 두 사람 모두 논리적 사고나 과학적 사고보다 먼저 등장했던 사고를 고려하였다. 이것은 보다 원시적이지만 인간이 논리적 사고양식을 획득한 후에도 계속되는 사고의 형태이다. 캐시러에게 신화적 사고는 내적인 것과 외적인 것, 주체와 대상 사이의 명확한 구별을 하지 않는 양식이다. 상징은 지시적 의미로 사용되지 않는다. 그것은 감각적 즉시성을 갖고 있으며, 그것이 나타내는 외부 세계의 대상들과 분리될 수 없다. 상징과 대상은 하나인 것이다. 캐시러는 이러한 사고 양식에 프로이트의 무의식에 대한 기술을 연상시키는 영원함(timelessness)의 의미를 부여하였다. 나아가 캐시러는 "생각의 전지전능함과 욕망의 전지전능함"이 이런 전체 양식의 형식과 기능을 지배한다고 서술하였다. 프로이트와 마찬가지로 캐시러에게도 이차적 사고 양식은 지연이나 거리두기의 형식을 수반한다. 즉, 이차적 사고 양식에는 신화적 혹은 주술적 사고의 감각적 즉시성은 존재하지 않는다. 프로이트와 캐시러 둘 다 이차적 체계를 후일의 계통발생적이고 개체발생적인 획득물이라고 생각했다. 캐시러는 발달의 어떤 시점에서 아이가 "이름이 갖는 표상적 기능"을 학습하는데, 이는 아이가 현실과 갖는 관계 전체를 변화시킨다고 하였다. 그러면 상징은 지칭적 기능으로 사용된다. 이에 반해 사고의 신화적 양식에서는 상징과 상징화되는 대상은 분리되지 않는다.

내부 세계, 야누스 얼굴을 하고 있는 자아 조직, 그리고 지형적 퇴행은 모두 일차과정이라는 형식(formalism) 아래로 통합될 수 있는 개념이다. 우리가 내부 세계를 대안적인 만족의 원천이라고 기술할 때, 소망에 의한 만족이 그 근본 특징이라는 일차과정에 대한 프로이트의 기술에 우리는 아무 것도 추가하지 않았다.

내부 세계는 개인과 외부 세계 간의 관계에 대한 비유적 혹은 상징적 표상을 제공한다. 전지전능 소망의 지배하에 이러한 사건들의 가역성 있는 변환이 존재한다. 독자는 프로이트가 보여준 유아의 사례를 기억할 수 있을 것이다. 그 유아는 엄마가 없을 때 침대의 가장자리 쪽에 실패를 떨어뜨리고 다시 끌어올리기를 반복하고 있었다. "현실의" 사건, 즉 엄마와의 분리가 뒤바뀐 배우들의 역할(이제 무기력한 아이가 엄마를 통제한다!)로 상징적으로 재창조되었다. 나는 욕구에 부합되도록 유연하게 변형할 수 있는 일차과정의 능력에 대한 전형적인 예로 이 사례를 제시하고자 하였다.

이 책 전반에 걸쳐 우리는 외부 환경에 대한 두 방향의 관계가 있다고 강조해 왔는데, 그 하나의 방향은 내부 세계 혹은 일차과정과 부합하고, 다른 하나는 현실자아와 부합한다. 이 두 방향의 관계는 외부 세계의 사건에 대응하는 것으로 포착된다. 내부 세계는 분리와 죽음에 직면한 인간의 무기력에 의해 지배되는 물활론적인 세계관에 기원을 두고 있다. 현실자아는 개체발생적으로는 더 이후에 기원이 있지만, 유아시절에 생긴 표상의 흔적을 가지고 있다(Hartmann, 1956). 다시 말하면 자아는 타고난 잠재성으로 생존에 필요한 지각 과정을 구조화할 수 있는 능력을 가지고 있다. 이러한 선천적인 "환경에 대한 적응"은 웩스퀼(Von Uexküll, 1934)의 "환경(umwelt)" 개념에 상응하는 동물의 생애 초기 삶의 형태와 계통발생적인 유사성을 가지고 있다. 나는 자기와 대상을 구분할 수 있는 능력을 피아제(Piaget)와 스피츠(Spitz)가 기술한 바와 같이 이 초기 자율적 현실자아(이차과정에 상응하는 기능양식)의 전개를 나타내는 것으로 해석하였다.

두 가지 형식의 상징적 기능: 사적 그리고 공적 기능

환경에 대한 지식은 적응 전 자아(하트만의 기본적 자율성)의 가장 초기 단계에서 제공된다. 즉, 우리의 진화적 유산의 흔적이라 할 수 있다. 첫 번째 대상관계를 형성하기 위한 역량이 발달하면서, 환경에 대한 지식은 또한 문화적으로 획득되어질 것이다. 이제 인간의 문화는 보다 하등한 동물의 본능이 가지고 있는 과업을 떠맡는다. 이런 종류의 지식은 언어라는 매체를 통해 획득된다. 언어는, 물론 상징적인 과정이다, 그러나 여기서 상징적 기능은 일차과정의 그것과는 다르다. 이 경우의 상징적 기능은 상징화된 대상과 상징 사이의 대응을 확실하게 하는 것이다. 이차과정 사고는 환경에 대한 행위를 향해 있다. 그것은 "있는 그대로"를 인정하고, 그래서 지연의 필요성을 수용한다. 이차과정 사고는 *대상 지향적*이다. 따라서 그것은 *사회적*이다. 일차과정 사고는 *개인적*이다. 그것은 전지전능 소망에 의해 지배된다. 이차과정 사고의 의사소통적인 측면은 의사소통을 위한 규칙의 획득과 관련된다. 현대 언어학 연구를 통해 의사소통된 언어에는 엄격한 법칙성이 있음이 밝혀졌다(Chomsky, 1965). 비트겐슈타인(Wittgenstein, 1958)에 따르면, 의미는 규칙으로부터 도출되고, 언어를 학습하는 것은 정해진 규칙을 가진 게임을 학습하는 것과 같다. 이차과정 사고는 일차과정 사고의 사적인 창의성과 반대로 문화적으로 관습화된 양식의 적응(adaptation)을 수반한다.

앞서 지적한 바와 같이, "상징적 과정"이라는 용어는 전통적으로 일차과정과 관련된 것이다. 그러나 방금 지적한 것처럼 이차과정 또한 상징적 사고와 관련이 있다. 라이크로프트(Rycroft, 1956)와 베레스(Beres, 1960)가 이 문제에 주목하였다. (쿠비(Kubie)가 제안했던 것처럼) 라이크로프트는 "상징(symbolism)이란 여러 방식으로 사용될 수 있는 일반적인 가능성(capacity) 같은 것이다"라고 제안한다. 한편 베레스는 상징의 두 가지 형태에 대해 이야기하는 것을 선호하였다. 나는 기능의 변화에 이름을 부여할지 말지는 의미론적 사안이라고 믿는다. 일차과정과 이차과정의 사적 기능 및 공적 기능에 상응하는 두 가지 다른 형식의 상징적 과정이 있다.[42)]

캐시러는 '대상을 나타내는 상징'과 '대상인 상징'을 구분함으로써 이 문제를 더욱 명료화하였다. 그러나 강조한 바와 같이, 상징이 어떤 기능을 위해 사용되는지에 따라 본질적인 구분이 이루어져야 한다고 생각한다. 일차과정의 비유적 상징은 근본적으로 사적이다. 반면 이차과정의 상징은 대상과 관련되어 있고 관습적이며 언어적으로 결정된 규칙을 따른다.

여기서 우리는 근본적으로 새로운 것, 또는 프로이트의 일차과정 및 이차과정의 기본 개념과 모순되는 그 어떤 것도 제시하지 않았다. 그러나 경계선이나 정신분열 환자를 치료하면서 획득한 보다 최근의 지식은 일차과정과 이차과정의 근본적인 구분이 에너지의 성격에 의해 이루어진다는 프로이트의 믿음을 재고해 볼 필요가 있다고 제안하고 싶다. 이러한 프로이트의 믿음은 일방적이고 제한적이며, 현대 정신분석 이론을 형성하는 데 있어 본능 에너지의 상태에 관해 매우 추상적인 구분만을 가능하도록 하였다.

에너지 비유는 보다 시급한 기능적 고려, 즉 만족이 내부 세계로부

42) "상징"이라는 단어의 사용이 본래 정신분석학적 저술에서 사용되었던 것과는 다름에 주목하는 것이 중요하다. 예를 들어 존스(Jones, 1916)는, 그의 상징주의에 관한 고전적 논문에서, "상징"이라는 용어를 억압을 필요로 하는 어떤 것을 나타내는 데만 제한적으로 사용하고자 하였다. 그래서 우리가 지적한 바와 같이, 정신분석학적 용어에서 상징은 주로 일차과정 상징을 지칭한다.

터 추구되는지 혹은 외부 대상으로부터 추구되는지를 고려하지 못하게 할 수 있다.

꿈에 이용된 상징(사적인 상징들)이 마치 신화나 종교의 상징 같은 공적인 상징이 가리키는 것과 동일한 종류의 대상을 나타내는 데 사용될 수 있다는 것이, 정신분석학 역사 초기에 주장되었다(Jones, 1916). 이러한 관찰은 융 정신분석의 핵심 명제가 되었다. 그는 상징이 개개인 발달에서 새롭게 창조된다는 것을 거부하였다. 그 대신 그는 상징이 사실상 "집단 무의식(collective unconscious)"으로 대물림되는 것으로 생각하였다. 그러한 믿음은 '획득형질의 유전'이라는 라마르크의 독트린을 무비판적으로 수용한 것인데, 이에 대한 과학적인 증거는 없다.

그러나 일차과정에서 사용된 상징이 어떤 경우에는 개인 특유의 창조물이 아니고 공유된다는 관찰은 참일 수 있다. 이러한 관찰을 설명하기 위해 인종적 기억을 집단적으로 물려받는다는 개념까지 동원할 필요는 없다. 대안적인 가능성이 있다. 상징화된 것의 내용에는 어떤 보편성이 있다. 생식기에 대한 흥미, 출생의 신비에 대한 관심, 죽음의 공포 등은 모든 인간에게 공통적인 기본 관심사이다. 긴(long) 대상과 남근 간의 유사성은 충분히 명확해서, 이런 유형의 상징화는 물려받은 지식을 필요로 하지 않는다. 고대 수메르인 신화에서 물로부터의 출현은 창조와 탄생을 나타내는 관례적인 상징이다(Frankfort 등, 1949). 고대 신화에 대한 지식이 없는 정신분석 환자 또한 꿈 속에서 출생을 표현하기 위해 물을 이용한다. 상징 선택의 기원은 물이 창조적인 힘을 지니고 있다는 일반적인 인식에 지나지 않을 수도 있다. 대지에 물이 공급되면, 대지는 생명을 생산한다. 일반적인 상징화의 세 번째 예를 생각해 보자. 정신분석을 통해 많은 분석가들은 거미가 생후 두 해 동안 형성된 엄마에 대한 관념을 상징하는 데 사용된다는 것을 관찰하였다. 이것은 초기 이미지이다. 이 시기에 거미는 전체적인 엄마가 아니라 보다 구체적으로 엄마의 생식기 영역을 상징하기 위해 사용된다. 이 상징이 가지는 보편성은 신기한 일이다. 그러나 그 근원은 대부분의 아이들이 경험한 어떤 것, 즉 순식간에 본 것이라 해도 엄마의 생식기 영역을 목격한 것으로 거슬러 올라갈 수 있다. 아이에게 이것은 허벅지에 의해 둘러싸여 있는 중간의 어두운 어떤 것으로 보여질 것이다. 따라서 억압 아래에서 거미는 이런 초기 지각을 상징하고 유지하기 위해 만들어졌다.

효과적인 상징은 진부한 표현일 리 없다. 프로이트의 발견이 광범위하게 미친 영향 때문에 보다 명백한 상징의 사용은 제한되었다. 오늘날에는 사람들이 빅토리아 시대 사람만큼 쉽게 뱀 꿈으로 남근에 관한 생각을 위장할 수 없다. 그러나 각각의 개인이 자신만의 상징적 등식을 구성한다는 관점은 지나치게 단순하다. 사적 상징과 공적 상징 간의 관계는 보다 복잡하다. 문화는 고대의 상징 등식을 영속시킬 수 있으며, 그것은 무의식적으로 동화되는 것 같다. 요컨대, 상징 형태는 문화에 의해서 영속화될 수 있다. 유전적 유산을 들먹일 필요가 없다. 다음은 존스의 글을 인용한 것이다.

> 그래서 상징은 더 이상 필요하지 않고 쓸모없어진 현실에 대한 원시적 적응 수단이 무의식적으로 침전된 것으로 보인다. 말하자면, 현실에 대한 적응능력이 감소하거나 결핍된 상태에서 어린 시절의 낡고 오랫동안 잊고 있던 장난감을 되찾기 위해 기꺼이 되돌아 갈 수 있는 문명의 헛간과 같은 것이다. 나중 세대들이 단지 상징으로만 알고 있고 생각하는 것들이 보다 초기 단계의 정신적 삶에서는 온전하고 실제적인 의미와 가치를 지니

고 있었다(p. 109).

2장에 기술한 구석기 시대 예술의 상징 기능은 현실에 대한 초기 적응 양식이라는 존스의 상징 개념의 예를 제공한다. 비록 우리가 동굴 벽화가 의식화된 이미지로서 기능했던 고대 석기시대 종교에 대해 알지 못하는 것이 많이 있다고 해도, 그림이 생명 유지를 위해 필수적인 동물을 창조하고 살육하는 순환을 보장하는 데 기여했다는 것을 확신할 수 있다. 최근 전문가들이 제안한 바와 같이, 상징은 보다 연장된 형이상학적 세계관을 나타낼 수 있다. 또한 시각적인 의식 절차는 인간의 탄생과 죽음을 통제할 수 있다(Leroi-Gourham, 1966). 동굴 벽화에 대한 구체적인 해석에 관하여 종국적으로 어떤 것이 더 밝혀질지 모르겠지만, 벽화는 구석기 시대 인간이 환경에 적응하는 데 필수적이었다는 것을 우리는 확신할 수 있다.

종교의 역사는 인간의 무의식적 마음과 근본적인 보수성을 공유한다. 근본적인 보수성이란 한 때 가치 있던 것은 비록 그것이 변경되고 본래 구조와 유사하지 않아 보여도 생존한다는 것이다. G. 레이첼 레비(G. Rachel Levy, 1963)는 구석기 시대 종교가 서구 종교적 사고의 중요한 요소로 살아남아 있음을 보여 주었다. 초기 상징적 표상들은 문화에 의해 보존된다. 개개인이 상징을 꼭 새롭게 발견해야 할 필요는 없다. 인간은 시각적 또는 다른 수단을 통해 과거의 잔존물인 상징을 동화할 수 있다.

구석기 시대 예술은 문자 그대로 창의적이다. 상징은 생명을 부여하고, 그것은 말 그대로 대상을 창조해 낸다. 비록 이러한 예술의 기원은 알려져 있지 않지만 구석기 시대 예술 또한 창조자가 있었음에 틀림없다. 즉, 예술이든 과학이든 간에 창조는 사적 비전을 그 기원으로 한다. 일차과정의 제한 없는 범위는 요인들의 새로운 조합을 가능하게 한다. "상징과 비유는 시에서만큼 과학에서도 필수적이다(Bronowski, 1956)." 창의성은 일차과정에서 사적 기능으로 발생하고, 이후 이차과정에 의해 의사소통되며 관습화된 형식이 주어진다. 후에 공유되고 공적인 성격을 갖게 되는 것이다. 사고의 사적 양식과 공적 양식은 상호 침투한다. 이러한 생각은 본래 캐시러(1953)에 의해 제안되었다. 이후 크리스(1950), 밀러(1955), 위니컷(1951), 라이크로프트(1956) 등 여러 사람들은 이러한 생각을 창의적 과정에 대한 기본적 진술로 다양하게 표현하였다.

문화는 일차과정의 사적 비전에서 기원한다. 이러한 비전은 외재화되고, 대상관계의 한 형식인 집단 동일시 과정을 통해 관습화된 구조가 부여된다(이 점에 대해서는 6장에서 기술하였다).

본래의 창의적인 과정과 정교한 이차과정은 대상관계 이론과 분리될 수 없다. 전지전능 소망에 근거한 일차과정은 본능적이고 방어적인 필요에 따라 가역성 있게(plastically) 상징을 변형시킨다. 우리는 분리와 상실의 위험을 최소화시키고자 하는 근본적인 필요를 강조하였다. 밀러가 제안하였듯이 창의적 과정은 창의적 환영이다. 이 환영은 정신분석적 치료에서 전이 발달이 그런 것처럼 주체와 대상이 연결되어 있다는 환영적 요소를 담고 있다.

"타자(otherness)"의 인정과 관습화된 의사소통 규칙의 수용을 수반하는 이차과정은 자기 한계의 수용을 전제한다. 이해하기 위해서는 타인의 욕구를 수용해야 한다. 타인의 욕구를 인정하는 데는 타인이 자기와는 분리되어 존재한다는 사실, 즉 나르시시즘의 한계[43]를 깨닫는 것이 암묵적으로 내포되어 있다. 문화적 형태의 창조와 사랑하는 대상의 이미지 창조 사이에는 단일성이 있다. 두 가지 모두 사적인 비전과

공적이고 관습화된 도식의 상호 침투를 포함하고 있다. 즉, 사랑하는 것과 아는 것의 양식은 분리될 수 없다.

43) 대상과의 분리를 받아들일 수 없는 사람이 이차과정 사고를 사용할 수 없다고 말하고 싶지는 않다. 이 책 전체를 통해 우리는 현실자아의 자율적 기능은 유지되어지며, 정신증이라고 간주되는 사람에게조차도 그 만큼 성숙한 자아기능 영역이 존재한다는 것을 제안해 왔다. 이러한 관찰은 프로이트에 의해 자아 분열로 공식화되었다. 이런 자아 분열에 대한 공식화는 더 성숙한 자아기능 양식과 더 낡은 자아기능 양식이 나란히 함께 존재함을 인정하는 것이다.

참고문헌

Abraham, K. (1924), A Short Study of the Development of the Libido, Viewed in the Light of Mental Disorders. *Selected Papers on Psychoanalysis*. London: Hogarth Press, 1948, pp. 418–501.

Arlow, J. and Brenner, C. (1964), *Psychoanalytic Concepts and Structural Theory*. New York: International Universities Press.

Barrett, W. (1962), Phenomenology and Existentialism. *Philosophy in the Twentieth Century,* eds. W. Barrett and H. Aiken. New York: Random House, pp. 125–169.

Bataille, G. (1955), *Lascaux or the Birth of Art*. Cleveland: World Publishing.

Benedek, T. (1949), The Psychosomatic Implications of the Primary Unit: Mother-Child. *Amer. J. Orthopsychiat.,* 19: 642–654.

Beres, D. (1965), Structure and Function in Psychoanalysis. *Internat. J. Psychoanal.,* 46: 53–63.

——— (1960), Perception, Imagination and Reality. *Internat. J. Psychoanal.,* 41: 327–334.

Berlin, I. (1956), Locke. In *The Age of Enlightenment*. New York: Mentor, pp. 30–112.

Bernfeld, S. (1944), Freud's Earliest Theories and the School of Helmholtz. *Psychoanal. Quart.,* 13: 341–362.

Bion, W. R. (1959), Attacks on Linking. *Internat. J. Psychoanal.,* 40: 308–315.

Bowlby, J. (1960), Separation Anxiety. *Internat. J. Psychoanal.,* 41: 89–113.

Brain, W. R. (1951), *Mind, Perception and Science.* Oxford: Blackwell.

Breuil, H. and Obermaier, H. (1935), *The Cave of Altimara.* Madrid: Tipografia De Archivos.

Broadbent, D. E. (1965), Information Processing in the Nervous System. *Science,* 150: 457–462.

Bronowski, J. (1956), *Science and Human Values.* New York: Harper Torchbook, 1959.

Buber, M. (1958), *I and Thou.* New York: Scribner's.

Cassirer, E. (1953), *The Philosophy of Symbolic Forms.* New Haven: Yale University Press.

Childe, V. G. (1951), *Man Makes Himself.* New York: Mentor Books.

Chomsky, N. (1965), *Aspects of the Theory of Syntax.* Cambridge: M.I.T. Press.

Deutsch, H. (1942), Some Forms of Emotional Disturbances and Their Relationship to Schizophrenia. *Neuroses and Character Types.* New York: International Universities Press, 1965, pp. 262–281.

Eddington, A. (1928), *The Nature of the Physical World.* Ann Arbor: University of Michigan Press, 1958.

Erikson, E. (1959), Identity and the Life Cycle. *Psychological Issues,* Monograph 1. New York: International Universities Press.

——— (1965) , Psychoanalysis and Ongoing History: Problems of Identity, Hatred and Nonviolence. *Amer. J. Psychiat.,* 122: 241–250.

Fairbairn, W. R. D. (1940), Schizoid Factors in the Personality. In *Object-Relations Theory of Personality.* New York: Basic Books, 1954, pp. 3–27.

——— (1952) , *Psychoanalytic Studies of the Personality.* London: Tavistock.

——— (1963), Synopsis of an Object Relations Theory of the Personality. *Internat. J. Psychoanal.,* 44: 224–225.

Federn, P. (1952), *Ego Psychology and the Psychoses.* New York: Basic Books.

Fenichel, O. (1926), Identification. In *The Collected Papers of Otto Fenichel,* 1: 97–112. New York: W. W. Norton, 1953.

Ferenczi, S. (1913), Stages in the Development of the Sense of Reality. *Sex in Psychoanalysis*. New York: Brunner, 1950.

Frankfort, H., Frankfort, H. A., Wilson, J. A., and Jacobsen, T. (1949), *Before Philosophy*. Baltimore: Penguin Books.

Frazer, T. G. (1890), *The New Golden Bough*. New York: Criterion Books, 1959.

Freud, A. (1936), *The Ego and the Mechanisms of Defense* (Revised Edition). New York: International Universities Press, 1967.

——— (1951), Observations on Child Development. *The Psychoanalytic Study of the Child*, 6: 18–30. New York: International Universities Press.

——— (1952), The Mutual Influences in the Development of Ego and Id. *The Psychoanalytic Study of the Child*, 7: 42–50. New York: International Universities Press.

——— and Burlingham, D. (1944), *War and Children*. New York: International Universities Press.

———, Schur, M., and Spitz, R. (1960), Discussion of paper "Grief and Mourning in Infancy," by Bowlby, J. *The Psychoanalytic Study of the Child*, 15: 53–94. New York: International Universities Press.

Freud, S. (1891), *On Aphasia*. New York: International Universities Press, 1953.

——— and Breuer, J. (1895), Studies on Hysteria. *Standard Edition*, 2. London: Hogarth Press, 1955.

——— (1900), The Interpretation of Dreams. *Standard Edition*, 4 & 5. London: Hogarth Press, 1953.

——— (1911a), Formulations on the Two Principles of Mental Functioning. *Standard Edition*, 12: 218–226. London: Hogarth Press, 1957.

——— (1911b), Psychoanalytic Notes on an Autobiographical Account of a Case of Paranoia (Dementia Paranoides). *Standard Edition*, 12: 3–80. London: Hogarth Press, 1958.

——— (1912), The Dynamics of Transference. *Standard Edition*, 12: 99–108. London: Hogarth Press, 1958.

——— (1913), Totem and Taboo. *Standard Edition*, 13: 1–161. London: Hogarth Press, 1955.

——— (1914), On Narcissism: An Introduction. *Standard Edition,* 14: 67–102. London: Hogarth Press, 1957.

——— (1915a), Instincts and their Vicissitudes. *Standard Edition,* 14: 109–140. London: Hogarth Press, 1957.

——— (1915b) , The Unconscious. *Standard Edition,* 14: 159–215. London: Hogarth Press, 1957.

——— (1917), Mourning and Melancholia. *Standard Edition,* 14: 237–258. London: Hogarth Press, 1957.

——— (1920), Beyond the Pleasure Principle. *Standard Edition,* 18: 3–64. London: Hogarth Press, 1955.

——— (1921), Group Psychology and the Analysis of the Ego. *Standard Edition,* 18: 67–143. London: Hogarth Press, 1955.

——— (1923), The Ego and the Id. *Standard Edition,* 19: 3–66. London: Hogarth Press, 1957.

——— (1924a), The Loss of Reality in Neurosis and Psychosis. *Standard Edition,* 19: 183–187. London: Hogarth Press, 1957.

——— (1924b), The Economic Problem of Masochism. *Standard Edition,* 19: 157–170. London: Hogarth Press, 1957.

——— (1925), Negation. *Standard Edition,* 19: 235–239. London: Hogarth Press, 1957.

——— (1926), Inhibitions, Symptoms and Anxiety. *Standard Edition,* 20: 77–174. London: Hogarth Press, 1959.

——— (1927), Fetishism. *Standard Edition,* 21: 149–157. London: Hogarth Press, 1961.

——— (1930), Civilization and Its Discontents. *Standard Edition,* 21: 59–145. London: Hogarth Press, 1961.

——— (1940a), An Outline of Psychoanalysis. *Standard Edition,* 23: 141–207. London: Hogarth Press, 1964.

——— (1940b), Splitting of the Ego in the Process of Defence. *Standard Edition,* 23: 271–278. London: Hogarth Press, 1964.

Frosch, J. (1964), The Psychotic Character: Clinical and Psychiatric Considerations. *Psychiat. Quart.,* 38: 81–96.

Gill, M. M. and Brenman, M. (1959), *Hypnosis and Related States.* New York: International Universities Press.

Gill, M. M. (1963), Topography and Systems in Psychoanalytic Theory. In *Psychological Issues.* New York: International Universities Press.

Gitelson, M. (1958), On Ego Distortion. *Internat. J. Psychoanal.*, 29: 245–257.

Glover, E. (1956), *On the Early Development of the Mind.* New York: International Universities Press.

——— (1966), Metapsychology or Metaphysics. A Psychoanalytic Essay. *Psychoanal. Quart.*, 35: 173–190.

Gombrich, E. H. (1960), *Art and Illusion.* New York: Pantheon.

Graziosi, P. (1960), *Palaeolithic Art.* London: Faber and Faber.

Greenacre, P. (1958), Early Physical Determinants in the Development of the Sense of Identity. *J. Amer. Psychoanal. Assn.*, 6: 612–627.

Greene, T. M. (1929), *Introduction to Kant Selections.* New York: Charles Scribner's Sons.

Greenson, R. (1953), The Struggle Against Identification. *J. Amer. Psychoanal. Assn.*, 1: 538–539.

Hartmann, H. (1939), *Ego Psychology and the Problem of Adaptation.* New York: International Universities Press, 1958.

——— (1950), Comments on the Psychoanalytic Theory of the Ego. *The Psychoanalytic Study of the Child*, 5: 74–96. New York: International Universities Press.

——— (1953), Contributions to the Metapsychology of Schizophrenia. *The Psychoanalytic Study of the Child*, 8: 177–198. New York: International Universities Press.

——— (1956), Notes on the Reality Principle. *The Psychoanalytic Study of the Child*, 11: 31–53. New York: International Universities Press.

Hendrick, I. (1936), Ego Development and Certain Character Problems. *Psychoanal. Quart.*, 5: 320–346.

——— (1951), Early Development of the Ego: Identification in Infancy. *Psychoanal. Quart.*, 20: 44–61.

Hoffer, W. (1949), Mouth, Hand and Ego Integration. *The Psychoanalytic Study of the Child*, 3/4: 49–56. New York: International Universities Press.

Home, H. J. (1966), The Concept of Mind. *Internat. J.* Psychoanal., 47: 43–49.

Hume, D. (1739–1740), *Treatise on Human Nature.* New York: Dolphin Book, Doubleday & Co., 1961.

Jacobson, E. (1954), Contribution to the Metapsychology of Psychotic Identifications. *J. Amer. Psychoanal. Assn.*, 2: 239–262.
——— (1964), *The Self and the Object World*. New York: International Universities Press.
James, W. (1890), *The Principles of Psychology*, Vol. II. New York: Dover, 1950.
——— (1902), *The Varieties of Religious Experience*. New York: Mentor Books, 1958.
Jones, E. (1913), The God Complex. *Essays in Applied Psycho-Analysis*. New York: International Universities Press, 1964, pp. 244–265.
——— (1916), The Theory of Symbolism. *Papers in Psycho-Analysis*. London: Bailliere, Tindall and Cox, 1948.
Keynes, J. M. (1956), *Essays and Sketches in Biography*. New York: Meridian.
Klein, M. (1940), Mourning and Its Relation to Manic-Depressive States. *Contributions to Psycho-Analysis*. London: Hogarth Press, 1948, pp. 311–388.
——— (1946), Notes on Some Schizoid Mechanisms. *Internat. J. Psychoanal.*, 27: 99–110.
Knight, R. (1954), Borderline States. *Psychoanalytic Psychiatry and Psychology*. New York: International Universities Press.
Koestler, A. (1964), *The Act of Creation*. London: Hutchinson.
Kris, E. (1935), The Psychology of Caricature. *Psychoanalytic Explorations in Art*. New York: International Universities Press, 1952, pp. 173–188.
——— (1950), On Preconscious Mental Processes. *Psychoanalytic Explorations in Art*. New York: International Universities Press, 1952, pp. 303–320.
Kubie, L. S. (1953), The Distortion of the Symbolic Process in Neurosis and Psychosis. *J. Amer. Psychoanal. Assn.*, 1: 59–86.
Kuhn, T. S. (1962), *The Structure of Scientific Revolutions*. Chicago: The University of Chicago Press.
Laming, A. (1959), *Lascaux*. Baltimore: Penguin Books.
Leroi-Gourham, A. (1966), *Treasures of Prehistoric Art*. New York: Harry N. Abrams.
Levi-Strauss, C. (1963), *Totemism*. Boston: Beacon Press.

Levy, G. R. (1963), *Religious Conceptions of the Stone Age.* New York: Harper and Row.
Lewin, B. D. (1928), *Dreams and the Uses of Regression.* New York: International Universities Press, 1958.
——— (1950), *The Psychoanalysis of Elation.* New York: Mentor.
Lichtenstein, H. (1961) , Identity and Sexuality: A Study of Their Interrelationship in Man. *J. Amer. Psychoanal. Assn.,* 9:179–260.
Loewald, H. (1951), Ego and Reality. *Internat. J. Psychoanal.,* 32: 10–18.
——— (1960), On the Therapeutic Action of Psychoanalysis. *Internat. J. Psychoanal.,* 41: 16–33.
Lorenz, K. (1954), *Man Meets Dog.* London: Methuen.
——— (1963), *On Aggression.* New York: Harcourt, Brace and World.
——— (1965), *Evolution and Modifications of Behavior.* Chicago: The University of Chicago Press.
Macalpine, I. and Hunter, R. (1955), *Daniel Paul Schreber, Memoirs of My Nervous Illness.* London: Dawson.
Mahler, M. (1963), Thoughts about Development and Individuation. *The Psychoanalytic Study of the Child,* 18: 307–324. New York: International Universities Press.
Mayr, E. (1963), *Animal Species and Evolution.* Cambridge: Harvard University Press.
Menninger, K., Moynan, M., and Pruyser, P. (1963), *The Vital Balance.* New York: Viking.
Milner, M. (1955), The Role of Illusion in Symbol Formation. In *New Directions in Psychoanalysis,* eds. M. Klein, M. Heiman, and R. E. Money-Kyrle. New York: Basic Books, pp. 82–108.
Modell, A. H. (1958), The Theoretical Implication of Hallucinatory Experiences in Schizophrenia. *J. Amer. Psychoanal. Assn.,* 6: 442–480.
——— (1960), An Approach to the Nature of Auditory Hallucinations in Schizophrenia. *Arch. Gen. Psychiat.,* 3: 259–266.
——— (1961), Denial and the Sense of Separateness. *J. Amer. Psychoanal. Assn.,* 9: 533–547.
——— (1963), Primitive Object Relationships and the Predisposition to Schizophrenia. *Internat. J. Psychoanal.,* 44: 282–292.

——— (1965), On Having the Right to a Life. *Internat. J. Psychoanal.*, 46: 323–331.

Murray, G. (1951), *Five Stages of Greek Religion*. New York: Doubleday.

Nunberg, H. (1951), Transference and Reality. In *Practice and Theory of Psychoanalysis*, Vol. II. New York: International Universities Press, 1965, pp. 118–133.

Piaget, J. (1954), *The Construction of Reality in the Child*. New York: Basic Books.

Portmann, A. (1961), *Animals as Social Beings*. New York: Harper & Row.

Provence, S. and Ritvo, S. (1961), Effects of Deprivation on Institutionalized Infants: Disturbances in Development of Relationship to Inanimate Objects. *The Psychoanalytic Study of the Child*, 16: 189–205. New York: International Universities Press.

Provence, S. and Lipton, R. (1962), *Infants in Institutions*. New York: International Universities Press.

Read, H. (1965), *Icon and Idea*. New York: Schocken.

Ritvo, S. and Solnit, A. J. (1958), Influences of Early Mother-Child Interactions on Identification Process. *The Psychoanalytic Study of the Child*, 13: 64–85. New York: International Universities Press.

Rochlin, G. (1965), *Griefs and Discontents*. Boston: Little Brown.

Roffwarg, H. P., Muzio, J. W., and Dement, W. C. (1966), Ontogenic Development of the Human Sleep-Dream Cycle. *Science*, 152: 235–258.

Róheim, G. (1955), *Magic and Schizophrenia*. New York: International Universities Press.

Russell, B. (1948), *Human Knowledge*. New York: Simon and Schuster.

Rycroft, C. (1955), Two Notes on Idealization, Illusion and Disillusion as Normal and Abnormal Psychological Processes. *Internat. J. Psychoanal.*, 36: 81–87.

——— (1956), Symbolism and Its Relationship to the Primary and Secondary Processes. *Internat. J. Psychoanal.*, 37: 137–146.

Ryle, G. (1949), *The Concept of Mind*. New York: Barnes and Noble, 1965.

Sandler, J. and Rosenblatt, B. (1962), The Concept of the Representational World. *The Psychoanalytic Study of the Child,* 17: 128–145. New York: International Universities Press.

Searles, H. (1960), *The Nonhuman Environment.* New York: International Universities Press.

——— (1965), *Collected Papers on Schizophrenia and Related Subjects.* New York: International Universities Press.

Singer, C., Holmyard, E. J., and Hall, A. R. (1954), *A History of Technology,* Vol. I. London: Oxford University Press.

Singer, I. (1966), *The Nature of Love: Plato to Luther.* New York: Random House.

Slocum, J. (1890), *Sailing Alone Around the World.* New York: Dover, 1956.

Snyder, F. (1966), Toward an Evolutionary Theory of Dreaming. *Amer. J. Psychiat.,* 123: 121–142.

Spitz, R. (1945), Hospitalism. *The Psychoanalytic Study of the Child,* 1: 53–74. New York: International Universities Press.

——— (1965), *The First Year of Life.* New York: International Universities Press.

Stone, L. (1954), The Widening Scope of Indications for Psychoanalysis. *J. Amer. Psychoanal. Assn.,* 2: 567–594.

——— (1961), *The Psychoanalytic Situation.* New York: International Universities Press.

Storch, A. (1924), *The Primitive Forms of Inner Experiences and Thought in Schizophrenia.* New York: Nervous and Mental Diseases Publishing Co.

Sullivan, H. S. (1953), *The Interpersonal Theory of Psychiatry.* New York: Norton.

Tidd, C. W., Bowlby, J., and Kaufman, C. (1960), Symposium on Psycho-Analysis and Ethology. *Internat. J. Psychoanal.,* 41: 308–312.

Von Bertalanffy, L. (1964), The Mind-Body Problem: A New View. *Psychosom. Med.,* 26: 29–45.

Von Uexküll, J. (1934), A Stroll through the Worlds of Animals and Men. In *Instinctive Behavior,* ed. C. Schiller. New York: International Universities Press, 1957, pp. 5–80.

Von Weizsacker, C. F. (1964), *The Relevance of Science.* New York: Harper and Row.

Waelder, R. (1960), *Basic Theory of Psychoanalysis.* New York: International Universities Press.

Weber, M. (1922), *The Sociology of Religion.* Boston: Beacon Press, 1963.

Weisman, A. (1965), *The Existential Core of Psychoanalysis.* Boston: Little Brown.

Whorf, B. L. (1956), *Language, Thought and Reality.* Cambridge: M.I.T. Press, 1964.

Wigner, E. P. (1964), Events, Laws of Nature and Invariance Problems. *Science,* 145: 995–999.

Winnicott, D. W. (1945), Primitive Emotional Development. In *Collected Papers.* New York: Basic Books, 1958.

——— (1951), Transitional Objects and Transitional Phenomena. In *Collected Papers.* New York: Basic Books, 1958, pp. 229–242.

——— (1960), Ego Distortion in Terms of True and False Self. *The Maturational Processes and the Facilitating Environment.* New York: International Universities Press, 1965, pp. 140–152.

——— (1962), Ego Integration in Child Development. *The Maturational Processes and the Facilitating Environment.* New York: International Universities Press, 1965, pp. 56–63.

Wittgenstein, L. (1958), *The Blue and Brown Books.* New York: Harper Torchbook, 1965.

Zetzel, E. (1956a), Current Concepts of Transference. *Internat. J. Psychoanal.,* 37: 369–376.

——— (1956b), An Approach to the Relation between Concept and Content in Psychoanalytic Theory. *The Psychoanalytic Study of the Child,* 11:99–121. New York: International Universities Press.

——— (1965a), The Theory of Therapy in Relation to a Developmental Model of the Psychic Apparatus. *Internat. J. Psychoanal.,* 46: 39–52.

——— (1965b), Depression and the Incapacity to Bear It. *Drives, Affects and Behavior,* Vol. II, ed. M. Schur. New York: International Universities Press, pp. 243–274.

Zeuner, F. E. (1954), Domestication of Animals. *A History of Technology,* Vol. I., ed. C. Singer et al. London: Oxford University Press, pp. 327–352.
Zimmer, H. (1951), *Philosophies of India.* Cleveland: World Publishing, 1964.

찾아보기

(ㅇ)

(ㅈ)

(ㅊ)

(ㅋ)

(ㅌ)

(ㅍ)

(ㅎ)

저자 소개

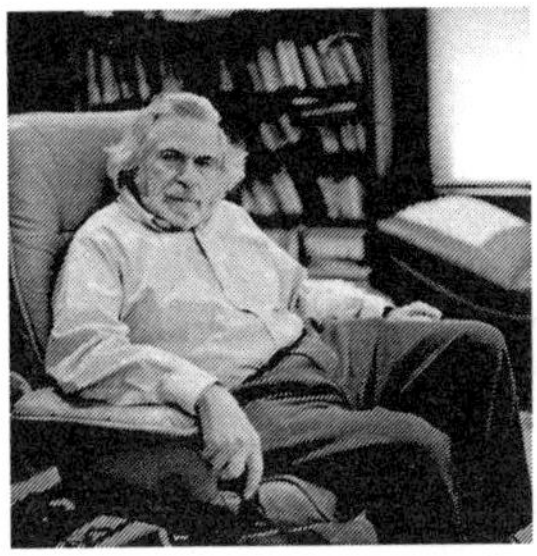

Arnold H. Modell*)

미국 정신분석학계의 선각자인 Arnold H. Modell(1924~)은 하버드 의과대학 사회정신의학과 임상교수이자 보스턴 정신분석학회 수퍼바이저로 활동하고 있다. 정신분석학적 대상관계 이론을 소개한 그의 초기 저서 [대상사랑과 현실(Object Love and Reality), 1968]에서, Modell은 Freud의 정신분석학을 대상관계 이론의 관점에서 놀라울 정도로 완벽하고 섬세하게 해석해 냈다. 이후에도 Modell은 [새로운 맥락에서의 정신분석(Psychoanalysis in a New Context), 1984] [숨겨진 자기(The Private Self), 1996], [다른 시대, 다른 현실: 정신분석치료 이론을 향하여(Other Times, Other Realities: Toward a Theory of Psychoanalytic Treatment), 1996)], [상상력과 의미 있는 뇌(Imagination and the Meaningful Brain, 2006] 등, 그의 뛰어난 분석력과 통찰력을 담은 저서들을 통해 정신분석학적 대상관계 이론과 치료의 발전에 큰 기여를 했다.

*) 저자소개는 영어위키백과 Arnold Modell 소개 편(https://en.wikipedia.org/wiki/Arnold_Modell)을 참고하여 작성함(역자 주)

역자 소개

김동민

- 서울대학교 대학원 교육학과(교육학 석사)
- University of Wisconsin–Madison 상담심리학과(철학 박사)
- 한국상담학회 1급 전문상담사(생애개발상담학회 수련감독자)
- 청소년상담사 1급(여성가족부)
- (현) 중앙대학교 사범대학 교육학과 교수
- (전) 한국청소년상담복지개발원 상담조교수

주요 저 · 역서

- 상담학개론(공저, 학지사)
- 심리검사와 상담(공저, 학지사)
- 상담 및 심리치료: 대인과정접근(공역, 센게이지)
- 상담연구방법론(공역, 박영사)

박현진

- 부산대학교 대학원 교육학과(교육학 석사)
- 중앙대학교 대학원 교육학과(교육학 박사)
- 한국상담심리학회 1급 상담심리사(상담심리전문가)
- 청소년상담사 1급(여성가족부)
- (현) 이화여자대학교 학생상담센터 특임교수
- (전) 한양대학교 한양상담센터 책임연구원
- (전) 한국청소년상담복지개발원 선임상담원
- (전) 중앙대학교, 연세대학교, 아주대학교 교육대학원 강사

조영미

- 이화여자대학교 대학원 교육학과(문학 석사)
- 중앙대학교 대학원 교육학과(교육학 박사)
- 한국상담심리학회 1급 상담심리사(상담심리전문가)
- (현) 이화여자대학교 학생상담센터 특임교수
- (전) 한국청소년상담복지개발원 선임상담원
- (전) 한국방송통신대학교 진로심리상담실 전임상담원
- (전) 중앙대학교 교육대학원 상담심리전공 강사

주요 저 · 역서

- [청소년 인터넷 중독의 이해와 상담] (공저, 학지사)
- [사랑받는 느낌](공역, 하나의학사)

대상사랑과 현실

– 정신분석적 대상관계 이론 소개 –

초판인쇄일	2018년 05월 25일
초판발행일	2018년 06월 05일
지 은 이	Arnold H. Modell
옮 긴 이	김동민 · 박현진 · 조영미
펴 낸 이	소 정 영
펴 낸 곳	하나醫學社
주 소	서울시 서대문구 거북골로 7-7 하나빌딩 1층
출판등록	제25100-2013-000061호(1988. 4.1)
전 화	(02)730-2555, 2556
팩 스	(02)730-2557
이 메 일	hanampc1@naver.com
홈페이지	www.hanampc.co.kr

정가 14,000원

ISBN 979-11-85696-56-0 93510